随息居重订霍乱论

浙派中医丛书·原著系列第二辑

清·王士雄 纂

李荣群 陈可玥 李 蓉 沈丽菊 校注

全国百佳图书出版单位

中国中医药出版社

·北京·

图书在版编目（CIP）数据

随息居重订霍乱论 /（清）王士雄纂；李荣群等校注 . —北京：中国中医药出版社，2023.7

（浙派中医丛书）

ISBN 978 - 7 - 5132 - 8191 - 1

Ⅰ . ①随… Ⅱ . ①王… ②李… Ⅲ . ①霍乱（中医）—中国—清代

Ⅳ . ① R254.7

中国国家版本馆 CIP 数据核字（2023）第 098273 号

中国中医药出版社出版

北京经济技术开发区科创十三街 31 号院二区 8 号楼

邮政编码　100176

传真　010-64405721

山东润声印务有限公司印刷

各地新华书店经销

开本 710×1000　1/16　印张 9　字数 98 千字

2023 年 7 月第 1 版　2023 年 7 月第 1 次印刷

书号　ISBN 978 - 7 - 5132 - 8191 - 1

定价　39.00 元

网址　www.cptcm.com

服务热线　010-64405510

购书热线　010-89535836

维权打假　010-64405753

微信服务号　zgzyycbs

微商城网址　https://kdt.im/LIdUGr

官方微博　http://e.weibo.com/cptcm

天猫旗舰店网址　https://zgzyycbs.tmall.com

如有印装质量问题请与本社出版部联系（010-64405510）

《浙派中医丛书》组织机构

指导委员会

主 任 委 员 王仁元　曹启峰　谢国建　朱　炜　肖鲁伟

范永升　柴可群

副主任委员 蔡利辉　曾晓飞　胡智明　黄飞华　王晓鸣

委　　　员 陈良敏　郑名友　程　林　赵桂芝　姜　洋

专 家 组

组　长 盛增秀　朱建平

副组长 肖鲁伟　范永升　连建伟　王晓鸣　刘时觉

成　员（以姓氏笔画为序）

王　英　朱德明　竹剑平　江凌圳　沈钦荣

陈永灿　郑　洪　胡　滨

项目办公室

办公室 浙江省中医药研究院中医文献信息研究所

主　任 江凌圳

副主任 庄爱文　李晓寅

《浙派中医丛书》编委会

总　序

　　浙江位居我国东南沿海，地灵人杰，人文荟萃，文化底蕴十分深厚，素有"文化之邦"的美誉。就拿中医中药来说，在其发展的历史长河中，历代名家辈出，著述琳琅满目，取得了极其辉煌的成就。

　　由于浙江省地域不同，中医传承脉络有异，从而形成了一批各具特色的医学流派，使中医学术呈现出百花齐放、百家争鸣的繁荣景象。其中丹溪学派、温补学派、钱塘医派、永嘉医派、绍派伤寒等最负盛名，影响遍及海内外。临床各科更是异彩纷呈，涌现出诸多颇具名望的专科流派，如宁波宋氏妇科和董氏儿科、湖州凌氏针灸、武康姚氏世医、桐乡陈木扇女科、萧山竹林寺女科、绍兴三六九伤科，等等，至今仍为当地百姓的健康保驾护航，厥功甚伟。

　　值得一提的是，古往今来，浙江省中医药界还出现了为数众多的知名品牌，如著名道地药材"浙八味"，名老药店"胡庆余堂"等，更是名驰遐迩，誉享全国。由是观之，这些宝贵的学术流派和中医药财富，很值得传承与弘扬。

　　有鉴于此，浙江省中医药学会为发扬光大浙江省中医药学术流派精华，凝练浙江中医药学术流派的区域特点和学术内涵，由对浙江中医药学术流派有深入研究的浙江中医药大学原校长范永升教授亲自领衔，凝心聚力，集思广益，最终打出了"浙派中医"这面能代表浙江省中医药特色、优势和成就的大旗。此举，得到了浙江省委省政府、浙江省卫生健康委员会和浙江省中医药管理局的热情鼓励和大力支持。

《中共浙江省委 浙江省人民政府 关于促进中医药传承创新发展的实施意见》提出要"打造'浙派中医'文化品牌，实施'浙派中医'传承创新工程，深入开展中医药文化推进行动计划。加强中医药传统文献研究，编撰'浙派中医'系列丛书"。浙江省中医药学会先后在省内各地多次举办有关"浙派中医"的巡讲和培训等学术活动，气氛热烈，形势喜人。

浙江省中医药研究院中医文献信息研究所为贯彻习近平总书记关于中医药工作的重要论述精神和《中共浙江省委 浙江省人民政府 关于促进中医药传承创新发展的实施意见》，结合该所的专业特长，组织省内有关单位和人员，主动申报并承担了浙江省中医药科技计划"《浙派中医》系列研究丛书编撰工程"，省中医药管理局将其列入中医药现代化专项。在课题实施过程中，项目组人员不辞辛劳，在广搜文献、深入调研的基础上，按《浙派中医丛书》编写计划，分原著系列、专题系列、品牌系列三大板块，殚心竭力地进行编撰出版，我感到非常欣慰。

我生在浙江，长在浙江，在浙江从事中医药事业已经五十余年，虽然年近九秩，但是继承发扬中医药的初心不改。我十分感谢为编写《浙派中医丛书》付出辛勤劳作的同志们。专著的陆续出版，必将为我省医学史的研究增添浓重一笔；必将会对我省乃至全国中医药学术流派的传承和创新起到促进作用。我更期望我省中医人努力奋斗，砥砺前行，将"浙派中医"的整理研究工作做得更好，把这张"金名片"擦得更亮，为建设浙江中医药强省做出更大的贡献。

葛琳仪

写于辛丑年孟春

注：葛琳仪，国医大师、浙江中医学院原院长

前　言

　　"浙派中医"是浙江省中医学术流派的概称，是浙江省中医药学术的一张熠熠生辉的"金名片"。近年来，在上级主管部门的支持下，浙江省中医界正在开展规模宏大的浙派中医的传承和弘扬工作，根据浙江省卫生健康委员会、浙江省文化和旅游厅、浙江省中医药管理局印发的《浙江省中医药文化推进行动计划》（2019—2025 年）的通知精神，特别是主要任务中打造"浙派中医"文化品牌——编撰中医药文化丛书，梳理浙江中医药发展源流与脉络，整理医学文献古籍，出版浙江中医药文化、"浙派中医"历代文献精华、名医学术精华、流派世家研究精华、"浙产名药"博览等丛书，全面展现浙江中医药学术与文化成就。根据这一任务，2019 年浙江省中医药研究院中医文献信息研究所策划了《浙派中医丛书》（原著、专题、品牌系列）编撰工程，总体计划出书 60 种，得到浙江省中医药现代化专项的支持，立项（项目编号 2020ZX002）启动。

　　《浙派中医丛书》原著系列指对"浙派中医"历代文献精华，特别是重要的代表性古籍，按照中华中医药学会 2012 年版《中医古籍整理规范》进行整理研究，包括作者和成书考证、版本调研、原文标点、注释、校勘、学术思想研究等，形成传世、通行点校本，陆续出版，尤其是对从未整理过的善本、孤本进行影印出版，以期进一步整理研究；专题系列指对"浙派中医"的学派、医派、中医专科流派等进行系统介绍，深入挖掘其临床经验和学术思想，切实地做好文献为临床服务；品牌系列指将名医杨继洲、朱丹溪，名店胡庆余堂，名药"浙八味"等在浙江地域甚至国内外享有较高知名度的人、物进行整理研究编纂成书，突出文化内涵和打造文化品牌。

《浙派中医丛书》从 2020 年启动以来，得到了浙江省人民政府、浙江省卫生健康委员会、浙江省中医药管理局的大力支持，得到了浙江省内和国内对浙派中医有长期研究的文献整理研究人员的积极参与，涉及单位逾十家，作者上百位，大家有一个共同的心愿，就是要把"浙派中医"这张"金名片"擦得更亮，进一步提高浙江中医药大省在海内外的知名度和影响力。

2020 年至今，我们经历了新冠肺炎疫情，版本调研多次受阻，线下会议多次受影响，专家意见反复碰撞，尽管任务艰巨，但我们始终满怀信心，在反复沟通中摸索，在不断摸索中积累，继原著系列第一辑刊印出版后，原著系列第二辑、专题系列、品牌系列也陆续交稿，使《浙派中医丛书》三个系列均有代表著作问世。

还需要说明的是，本丛书专题系列由于各学术流派内容和特色有所不同，品牌系列亦存在类似情况，本着实事求是的原则，各书的体例不强求统一，酌情而定。

科学有险阻，苦战能过关。只要我们艰苦奋斗，协作攻关，《浙派中医丛书》的编撰工程，一定能胜利完成，殷切期望读者多提宝贵意见和建议，使我们将这项功在当代，利在千秋的大事做得更强更好。

《浙派中医丛书》编委会

2022 年 4 月

校注说明

　　《随息居重订霍乱论》是清代名医王士雄在其自身著作《霍乱论》的基础上增补重订而纂。王士雄（1808—1863），字孟英，号梦隐，又号潜斋、半痴山人、随息居士，为清代著名医家，温病四大家之一。王氏精研医学，因当时疫疠流行，亲友多死于霍乱，遂专心研究温热病，并对当时传入的西方医学持开明态度，取其精华，重视临床与实践，形成了自己独特的医学理论。本书详细叙述了寒霍乱与热霍乱的病因、病机及诸多临床病案，且列举了众多误治、失治的解决方案，为后世医家探索寒、热霍乱辨证及临床诊治提供依据，也是研究中医药防疫办法的重要医书。

　　本次整理以浙江中医药大学所藏清同治二年（1863）上海陈氏崇本堂刻本为底本，以上海图书馆所藏清光绪十八年（1892）上海醉六堂校刻潜斋医书五种本（简称"醉六堂本"）为主校本，以浙江图书馆所藏清光绪十三年丁亥（1887）四明汲绠书庄刻本（简称"光绪丁亥本"）、宁波市图书馆所藏清光绪二十八年壬寅（1902）湖北官书局刻本（简称"光绪壬寅本"）为参校本。具体校注方法如下。

　　1. 原书为繁体竖排，现改为简体横排，并加以现代标点。原书表示文字前后顺序的"左""右"分别改为"下""上"。

　　2. 底本与校本文字不一，若显系底本错讹而校本正确者，据校本改正，并出校记；如属校本有误而底本不误者，不校注；若底本与校本文义均可通，但校本义有一定参考价值者，保留底本原文不作改动，并出校记说明互异之处。

3.原书中的异体字、俗写字、古字径改。通假字保留原字，于首见处出注说明，并予以书证。如遇难以判定是非而存疑之处，均出校说明。

4.原书俗写的药名用字径改。

5.对难读难认，容易读错的字，注明读音，一般采取拼音和直音相结合的方法标明之，即拼音加同音汉字。如无常见的同音汉字，则仅标拼音。

6.对难于理解或生疏的字和词、成语、典故等，予以注释。只注首见者，凡重出的，则不再重复出注。

7.原书引用他人论述，特别是引用古代文献，每有剪裁省略，凡不失原意者，一般不据他书改动原文；若引文与原意有悖者，则予以校勘。

8.原书每篇前有"随息居重订霍乱论""海昌王士雄梦隐纂""镇海陈亨春泉校"等字样，除篇名予以保留外，其余一并删去。

9.原书仅有总目，题为"随息居重订霍乱论总目"，本次整理，根据正文内容重新统一编排目录。

10.醉六堂本"医案篇"所录医案顺序与底本有出入，但内容无增删，有关医案顺序未逐一出校注，文字校勘同前后篇。

校注者

2023 年 1 月

汪　序 [1]

　　经云：人之伤于寒也，则为病热。盖六气之邪，都从火化。外感之病，虽有因寒因热之分，而热者较多。霍乱不过外感之一证，其中亦有寒、有热，初非专属于寒也。特以其来太骤，拟议不及，辨证稍疏，生死立判，视伤寒温暑，尤难措手。昧者，乃专执附桂一方，统治一切霍乱，不亦颠乎！梦隐向有《霍乱论》之刻，久已风行，近又重加编订，益为详备。盖深疾偏执一方以治百病之弊，故不辞痛切，言之如此。读者顾疑其偏用寒凉，未免以词害意矣。昔洄溪作《慎疾刍言》，而自论之曰：有疑我为专用寒凉攻伐者，不知此乃为误用温补者戒，非谓温补概不可用也。谅哉斯言！请以移赠梦隐此书可乎。

同治癸亥正月乌程汪曰桢

---

① 汪序：原无标题，此标题系新拟。

自序①

　　随息居士，当升平盛世，生长杭垣，不幸，幼失怙。自知无应世才，而以潜名其斋。或谓甘自废弃，而以痴目之，因自号半痴山人。尝刊《潜斋医学丛书十种》问世。年未五十，忽挈两弟，携一砚以归籍，然贫无锥地，赁屋而居。或问故，曰：余继先人志耳！乃颜其草堂曰归砚，辑《归砚录》以见志，藉砚游吴越间哺其家口，洎②庚申之变，或招游甬越，辞不往。辛酉秋，势日蹙③，不克守先人邱垄④，始别其两弟，携妻孥⑤，栖于濮院。人视之如野鹤闲云，而自伤孤露四十年。值此乱离靡定，题所居曰随息，且更字梦隐，草《随息居饮食谱》，以寓感慨。迫季冬，杭垣再陷，悠悠长夜，益觉难堪。今春，急将三、四两女草草遣嫁，夏间避地申江，妻孥踵至，僦⑥屋黄歇浦西，仍曰随息居。略识颠末，俾展卷而知随处以息者，即半痴山人，身不能潜，砚无所归之华胥小隐也。

　　《重订霍乱论》者，以道光间，尝草《霍乱论》于天台道上，为海丰张柳吟先生阅定，同郡王君仲安梓以行世，盖二十余

---

　　① 自序：原无标题，此标题系新拟。本序原置于"病情篇"首，据醉六堂本移至此。

　　② 洎（jì记）：到，及。

　　③ 蹙（cù促）：急迫，紧迫。

　　④ 邱垄：坟墓。

　　⑤ 孥（nú奴）：子女。

　　⑥ 僦（jiù就）：租赁。

年矣，板存杭会，谅化劫灰。咸丰初元，定州杨素园先生，又与《王氏医案》十卷，合刻于江西，不知其板尚存否？今避乱来上海，适霍乱大行，司命者罔知所措，死者实多。元和金君簠①斋，仁心为质，恻然伤之，遍搜坊间《霍乱论》，欲以弭乱，而不能多得，闻余踪迹，即来订交，始知其读余书有年，神交已久，嘱余重订，以为登高之呼。余自揣无拨乱才，方悔少年妄作之非，愧无以应也。逾两月，簠斋亦以此证遽逝，尤怆余怀，哲嗣念慈，检得《转筋证治》遗书一册，示余曰：此先人丁巳年刊于姑苏者，今板已毁，书亦无余，余读之，简明切当，多采刍荛②，洵可传之作。因叹簠斋韬晦之深，竟不余告也。吴县华君丽云：知余砚田芜秽，持家藏下岩青花石一片，见赠曰：子将无意慰金君耶，有意慰金君，则重订之举，曷可以已乎。余不能辞，遂受其片石，纂此以慰簠斋于地下，非敢自忘不武，谓可以戡定斯乱也。书成，题曰《重订霍乱论》。首病情，次治法，次医案，次药方，凡四篇。

同治建元壬戌闰月丙午华胥小隐自记

---

① 簠（fǔ抚）：古代祭祀时盛稻粱的器具。此处为人名。
② 刍荛：割草打柴的人。

目　录

总义

《素问·六元正纪大论》曰：太阴所至，为中满，霍乱吐下。

太阴湿土之气，内应于脾。中满，霍乱吐下，多中焦湿邪为病。故太阴所至，不必泥定司天在泉而论也。五运分步，春分后交二运火旺，天乃渐热；芒种后交三运土旺，地乃渐湿。湿热之气上腾，烈日之暑下烁，人在气交之中，受其蒸淫。邪由口鼻皮毛而入，留而不去，则成温热暑疫诸病，霍乱特其一证也。若其人中阳素馁，土不胜湿，或饮冷贪凉太过，则湿遂从寒化，而成霍乱者亦有之。然热化者，天运之自然；寒化者，体气之或尔。知常知变，庶可治无不当也。

《灵枢·经脉篇》曰：足太阴厥气上逆，则霍乱。

足太阴脾，土脏也，其应在湿，其性喜燥，镇中枢而主升清降浊之司。惟湿盛而滞其升降之机，则浊反厥逆于上，清反抑陷于下，而为霍乱。虽有热化、寒化之分，治宜宣其浊，则逆自平，而乱乃定，清自升也。

《伤寒论》曰：病有霍乱者，何？答曰：呕吐而利，名曰霍乱。

此设为问答，以明霍乱之病。谓邪在上者，多吐；邪在下者，多利；邪在中焦，上逆而为呕吐，复下注而利者，则为霍乱。霍乱者，挥霍闷乱，成于顷刻，变动不安之谓也。若上不能纳，下不能禁之久病，但名吐利，不得谓之霍乱也。

又曰：病发热头痛，身疼恶寒，吐利者，此属何病？答曰：此名霍乱。自吐下，又利止，复更发热也。

徐洄溪曰：此霍乱是伤寒变证。郭白云曰：此论霍乱，似伤寒之证。盖伤寒而霍乱者，阴阳二气乱于胸中也。初无病而霍乱者，往往饮食失节，而致胸中逆乱也。经云：清气在阴，浊气在阳。营气顺脉，卫气逆行。清浊相干，乱于胸中，是为大悗①。乱于肠胃，则为霍乱。惟乱于胸，所以吐。乱于肠，所以利。经言五乱，霍乱其一也。张路玉曰：伤寒吐利，由邪气所伤；霍乱吐利，由饮食所伤。其有兼伤寒之邪，内外不和，加之头痛发热而吐利者，是伤寒霍乱也。雄按：霍乱，有因饮食所伤者，有因湿邪内蕴者，有因气郁不舒者。但既有发热头痛，身疼恶寒之表证，则治法必当兼理其表，此仲圣主五苓散之义也。然表证之可兼者，不独寒也。如吸受温热风暑之邪者，皆能兼见表证。举隅三反，活法在人。其温暑直侵脾胃，与内邪相协为虐，迨里气和而吐利止，则邪复还之表而为发热者，驾轻汤主之。寒霍乱后，表不解者，有仲圣之桂枝法在。

《医彻》曰：霍乱之候，其来暴疾，腹中疗痛，扰乱不安。

---

① 悗（mán 蛮）：烦闷。

有吐泻交作，有吐而不泻、泻而不吐，有不得吐而又不得泻，则邪有上下浅深之分，而总以得吐为愈。邪有入，必有出，盐汤探吐，上妙法门，然后调其胃气可也。盖霍乱每伤于胃，虽风寒暑湿，四气相乘，而中必先虚，故邪入焉。至饮食失和，秽邪触感者尤多。胃气一伤，清浊相干，邪不去则正不安，所以攻邪尤要于扶正也。即至肢冷脉伏，转筋声哑，亦必驱邪至尽。盖邪去则正安，非比他证，养正而邪自除也。所以当其发时，不可用米饮。先哲谆谆戒之，岂无谓哉！观于干霍乱，上不得吐，下不得泻，亦因邪不能出，所以为剧。治者，益可思其故矣。

此治霍乱之大法也。总以得吐为邪有出路者，承上不得吐泻之干霍乱言也。邪不去则正不安，尤为治诸病之名言。但霍乱虽无养正则邪自除之理，而虚多邪少之证，亦间有之，治宜攘外安中并用，又未尝无其法也。

《病源》曰：霍乱，脉大可治，微细不可治。霍乱吐下，脉微迟，气息劣，口不欲言者，不可治。

《治法汇》曰：吐泻，脉代，乃是顺候。气口脉弦滑，乃膈间有宿食，虽吐，犹当以盐汤鹅翎探之。吐尽，用和中药。凡吐泻，脉见结、促、代，或隐伏，或洪大，皆不可断以为死。果脉来微细欲绝，少气不语，舌卷囊缩者，方为不治。

《医通》曰：脉伏，或微涩者，霍乱。脉长，为阳明本病。霍乱脉洪大，吉。虚、微、迟、细兼喘者，凶。霍乱之后，阳气已脱，或遗溺不知，或气怯不语，或膏汗如珠，或躁欲入水，或四肢不收，舌卷囊缩，皆为死候。

《金箓斋转筋证治》云：此证重者，立时脉伏，乃邪闭而气道不宣。勿轻信庸工，为脉绝不救也。按：营虚气夺，脉微欲绝者，复脉汤主之。气散阳飞，脉微欲绝者，四逆汤主之。若客邪深入，气机痹塞，脉道不能流通，而按之不见者，为伏脉，此为实证。与绝脉判若天渊，苟遇伏脉，而不亟从宣通开泄之治，则脉亦伏而渐绝矣。但此乃邪闭之绝，彼为元脱之绝。脱者误开，阳亡而死；闭者误补，邪锢而死。又按：天士云：经曰：暴病暴死，皆属于火，火郁于内，不能外达，故似寒证。关窍闭塞，经络不通，脉道不行，多见沉滞无火之脉。愚谓各证皆然，举一可例其余，然非阅历深者，不能知此。

热证

《素问·六元正纪大论》曰：土郁之发，为呕吐霍乱。

诸郁之发，必从热化。土郁者，中焦湿盛，而升降之机乃窒。其发也，每因吸受暑秽，或饮食停滞，遂至清浊相干，乱成顷刻，而为上吐下泻。治法，如燃照汤，宣土郁而分阴阳。连朴饮，祛暑秽而行食滞。若骤伤饱食，而脘胀、脉滑，或脉来涩数模糊，胸口按之则痛者，虽吐，犹当以盐汤探吐，吐尽其食，然后以驾轻、致和等汤调之。

又云：不远热则热至，热至则身热吐下霍乱。

此明指霍乱有因热而成者。奈《病源》《三因》等书，咸谓霍乱本于风冷，遂致后人印定眼目。凡患热霍乱者，率为药误，且不远热三字，亦非但以药食为言。如劳役于长途田野之间，则暑邪自外而入。所谓热地如炉，伤人最速，宜白虎汤、六一散之类，甘寒以清之。或安享乎醇酒膏粱之奉，则湿热自内而生。所谓厚味腊毒，不节则嗟，宜栀豉汤、连朴饮之类，苦辛以泄之。其有暑入伤元，白虎汤可以加参，气虚招感，用参术必佐清邪。昔贤成法，自可比例而施。奈昧者，妄谓劳伤之病宜补，膏粱之体必虚。知其一，不知其二，信手温补，动辄残生，可哀也已。

《至真要大论》曰：诸热瞀瘈，诸逆冲上，诸躁狂越，皆属于火。

瞀，昏闷也；瘈，抽掣也。热伤神则瞀，火迫血则瘈。火性炎上，故逆而冲上。躁，烦躁不安也。狂，狂乱也。越失常度也。热盛于外，则肢体躁扰。热盛于内，则神志烦乱。盖火主动，凡病之动者，皆属于火。霍乱而见此等证候者，皆为热邪内盛之的据也。

又曰：诸转反戾，水液浑浊；诸呕吐酸，暴注下迫，皆属于热。

诸转反戾，转筋拘挛也。热气燥烁于筋，则挛瘈为痛，火主燔灼，躁动故也。水液，小便也。小便浑浊者，天气热水浑浊也。呕吐者，火气炎上之象也。胃为阳土，性主下行，胃中热盛，则迫逆而上冲也。土爰稼穑，而味变酸者，肝热内燔，故从而化也。暴注，卒暴注泄也。肠胃热盛而传化失常，火性疾速，故如是也。下迫，后重里急迫痛也。火性急速，而能燥物故也。此段经文，形容霍乱转筋证象如绘，业医者，必人人读之，何以临证茫然。徒惑于吊脚痧、脚麻痧等俗名，而贸贸然妄投燥热之药，以促人天年，抑何不思之甚耶！

《千金要方》曰：中热霍乱暴利，心烦脉数，欲得冷水者，以新汲井水，顿服一升。

郭白云曰：治霍乱之法，惟《千金要方》，最为详备。

《治暑全书》曰：暑气入腹，恶心腹痛，上吐下泻，泻如水注。

春分以后，秋分以前，少阳相火，少阴君火，太阴湿土，三气合行其政。故天之热气下，地之湿气上。人在气交之中，受其蒸淫之气，由口鼻入而扰其中，遂致升降失司，清浊不分。所泻者皆五脏之津液，急宜止之，然止非通因塞用之谓也。湿甚者，胃苓汤分利阴阳，暑亦自去；热甚者，桂苓甘露饮清其暑火，湿亦潜消。若火盛之体，内本无湿，而但吸暑邪者，白虎汤之类宜之。且脏性有阴阳之别。阴虚者火旺，虽病发之时，适犯生冷，而橘、朴等只宜暂用；阳虚者湿胜，虽寒润之品，非其所宜，如胃苓汤已为合法。纵使体极虚羸，亦不过补气清邪并用。若因其素禀之亏，而忘其现病之暑，进以丁、附、姜、桂之剂，真杀人不转瞬矣。凡伤暑霍乱，有身热烦渴，气粗喘闷，而兼厥逆躁扰者，慎勿认为阴证。但察其小便必黄赤，舌苔必黏腻，或白厚，宜燃照汤，澄冷服一剂，即现热象。彼时若投姜附药，转见浑身青紫而死矣。甚或手足厥冷少气，唇面爪甲皆青，腹痛自汗，六脉皆伏，而察其吐出酸秽，泻下臭恶，小溲黄赤热短，或吐下皆系清水，而泻出如火，小溲点滴，或全无者，皆是热伏厥阴也。热极似阴，急作地浆，煎竹叶石膏汤服之。又有吐泻后，身冷如冰，脉沉欲绝，汤药不下，或发哕，亦是热伏于内，医不能察，投药稍温，愈服愈吐，验其口渴，以凉水与之即止，后以驾轻汤之类投之，脉渐出者生。然暑之为病，伤之骤，则发之暴；伤之渐，则发之缓。故九月时候，犹多伏暑霍乱之证，医者不可不知。

《金匮》曰：转筋之为病，其人臂脚直，脉上下行，微弦，转筋入腹者，鸡矢 [①] 白散主之。

刘守真曰：转反戾也，热烁于筋，则挛瘲而痛。或以为寒客于筋者误也。盖寒主收引，然止为厥逆禁固，屈伸不利，安得为转也。所谓转者，动也。阳动阴静，热证明矣。夫转筋者，多由热甚，霍乱吐利所致。以脾胃土衰，则肝木自盛，而热烁于筋，故转筋也。夫发渴则为热，凡霍乱转筋而不渴者，未之有也。

尤拙吾曰：肝主筋，上应风木，肝病生风，则为转筋。其人臂脚直，脉上下行，微弦。经云：诸暴强直，皆属于风也。转筋入腹者，脾土虚而肝木乘之也。鸡为木畜，其矢微寒，而能祛风湿以利脾气，故取以治是病焉。

张石顽曰：呕吐泄泻者，湿土之变也，转筋者，风木之变也。湿土为风木所克，则为霍乱转筋，平胃散加木瓜主之。有一毫口渴，即是伏热。凡术、附、姜、桂，种种燥热之药，误服即死，虽五苓散之桂，亦宜慎用。雄按：张氏此言，可谓先获我心矣。盖仲圣虽立热多欲饮水者，五苓散主之之法，然上文有头痛恶寒之表证，仍是伤寒之霍乱，故用两解之法，其虽兼表证而非风寒之邪，或本无表证而热甚口渴者，岂可拘泥成法，不知变通，而徒藉圣人为口实哉。透彻古人用法之意，是真读书人语。定州杨照藜读。

薛一瓢曰：风自火生，火随风转，乘入阳明则呕，贼及太阴则泻，是名霍乱。窜入筋中则挛急，流入脉络则反张，是名痉。故余曰，痉与霍乱，同出一源，但痉证多厥，霍乱少厥。盖痉证

---

① 矢：通"屎"。《左传·文公十八年》云："杀而埋之马矢之中。"

风火闭郁，郁则邪势愈横，不免逼乱神明，故多厥。霍乱风火外泄，泄则邪势外宣，不至循经而走，故少厥。此痉与霍乱之分别也。然痉证邪滞三焦，三焦乃火化，风得火而愈扇，则逼入膻中而暴厥。霍乱邪走脾胃，脾胃乃湿化，邪由湿而停留，则淫及诸经而拘挛，火郁则厥，火窜则挛，又痉与厥之遗祸也。痉之挛急，乃湿热生风，霍乱之转筋，乃风来胜湿。_{木克土也。}痉则由经及脏而厥，霍乱则由脏及经而挛，总由湿热与风，淆乱清浊，升降失常之故。夫湿多热少，则风入土中而霍乱，热多湿少，则风乘三焦而痉厥。厥而不返者死。胃液干枯，火邪盘踞也。转筋入腹者死。胃液内涸，风邪独劲也。然则胃中津液所关，顾不钜^①哉？厥证用辛开，泄胸中无形之邪也。干霍乱用探吐，泄胃中有形之滞也。然泄邪而胃液不上升者，热邪益炽。探吐而胃液不四布者，风邪更张。终成死候，不可不知。雄按：霍乱湿多热少，道其常也，至于转筋，已风自火出，而有胜湿夺津之势矣。余自髫年^②，即见此证流行，死亡接踵。嗣后留心察勘，凡霍乱盛行，多在夏热亢旱酷暑之年，则其证必剧。自夏末秋初而起，直至立冬后始息。夫彤彤徂暑，湿自何来？只缘今人蕴湿者多，暑邪易于深伏，迨一朝卒发，渐至阖户沿村，风行似疫，医者不知原委，理中、四逆，随手乱投，殊可叹也！余每治愈此证，必询其人。曰：岂未病之先，毫无所苦耶？或曰：病前数日，手足心如烙。或曰：未病之前，睹物皆红如火。噫！岂非暑热内伏，欲发而先露其机哉。智者苟能早为曲突徙薪之计，何至燎原莫救乎？

---

①钜（jù巨）：通"巨"，大。《礼记·三年问》云："创钜者其日久，痛甚者其愈迟。"

②髫（tiáo条）年：幼年。

以胃液之存亡，决病情之生死，尤为精识；昧者肆行燥烈，助虐烁津，徒读父书①，可为痛哭。道光元年，直省此证大作，一觉转筋即死。京师至棺木卖尽，以席裹身而葬，卒未有识为何证者，俗传食西瓜者即死，故西瓜贱甚。余时年十一，辄与同学者日日饱啖之，卒无恙。今读此论，则医学之陋，不独今日为然也。素园杨照藜识。

杨氏之论极是。余于是年亦日食西瓜，而阖家无染病者，即其验也。然是年霍乱，间有误食西瓜而死者，为友人董铸范所亲见。盖宜服香薷之证，误信乩坛之语，以致寒凉遏抑而毙也，是亦不可不知。故处方论治，非辨证不可。本论第二篇治法、西瓜汁证治，有汗频二字最的。乌程汪曰桢谢城

王清任曰：道光元年，病吐泻转筋者数省，都中尤甚，伤人过多，贫不能埋葬者。国家发帑②施棺，月余间，费数十万金。彼时医工，或云阴寒，或云火毒。余谓不分男、妇、老、少，众人同病，即疫也。卓识名言。或曰：既是疫，何以芩、连、姜、附，亦有或效者？余曰：芩连效在邪胜之时，姜附效在正虚之体。亦有服药终不效，必针刺而得愈者，试看所流之血，尽是紫黑。岂不是疫火之毒，深入于营分哉？以疫邪自口鼻，由气管达于血管，将气血凝结，壅塞津门。《医林改错》云：幽门之左寸许，另有一门，名曰津门，津门上有一管，名曰津管，是由胃出精汁水液之道路。水不得出，故上吐下泻。初得病时，宜即用针刺尺泽穴，出紫黑血，则毒气外泄矣。盖人身气管，周身贯通，血管周身亦贯通，尺泽左右四五根血管，刺之皆出血，皆可愈。尺泽上下刺之，亦可愈。

---

① 徒读父书：比喻人只知死读书，不懂得运用知识，加以变通。出自《史记·廉颇蔺相如列传》。

② 帑（tǎng 躺）：古代指收藏钱财的府库或钱财。

一面针刺，一面以解毒活血之药治之。_雄按：王氏亲见脏腑而善针法，所论皆凿凿可信，非悬揣虚拟可比。虽用药非其所长，而以解毒活血四字为纲，亦具有卓见。

《补亡论》曰：《灵枢》五乱之证，惟乱于肠胃一证，名霍乱，故作吐利。其余四证，皆不作吐利，只谓之乱气。昔柳州之疾，盖乱气干心之证，非霍乱也。谓为干霍乱者虽谬，然尚不失为五乱之一，今则无复知乱气之名矣。

《治法汇》曰：干霍乱，俗名搅肠痧。其状欲吐不吐，欲泻不泻，撩乱挥霍是也。急宜探吐，得吐方可，不吐则死。《法》曰：既有其入，必有其出，今有其入而不得其出者，痞塞也，多死。得吐后，方可理气和中，随证调治。

《医通》曰：干霍乱，是土郁不能发泄，火热内炽，阴阳不交之故。或问：方书皆言宿食与寒气相搏，何以独指为火耶？曰：昏乱躁闷，非诸躁狂越之属火者乎！每致急死，非暴病暴死之属火者乎！但攻之太过，则脾愈虚；温之太过，则火愈炽；寒之太过，则反扞格①，须反佐以治，然后火可散耳。古法有盐煎童便，非但用之降火，且兼取其行血也。

此证病因非一。骤伤饮食者，宜探吐。宿食为患者，宜消导。气郁感邪者，宜宣豁。暑火直侵者，宜清解。诸法并列于后，用者审之。

虑其格拒，反佐以治，真精语也。桂苓甘露饮，治热证而用桂；通脉四逆汤，治寒证而用猪胆汁，皆即此义。《梦影》中治陈姬一案，石膏、芩、连，加细辛少许，燃照汤之用蔻仁，亦此

---

① 扞（hàn 旱）格：互相抵触。

义也。若寒证而用芩、连，热证而用姜、附，则正与病反，非反佐之义矣。谢城

又曰：脾胃喜香燥而恶臭湿。若素多湿滞而犯臭气，则正气郁遏，腹痛乃作。或上连头额俱痛，或下连腰腿俱痛。有痛死不知人，少间复苏者；有腹痛不时上攻，水浆不入，数日不已者。甚至欲吐不吐，欲泻不泻，或四肢厥逆，面青脉伏，或遍体壮热，面紫脉坚，俱与生黄豆嚼之，觉香甜者，是臭毒也。急以烧盐探吐，或以童便制香附四五钱为末，停汤顿服最效。举世有用水搭肩背及臂者，有以苎麻水湿刮之者，有以瓷碗油润刮之者，有以瓷锋针刺委中出血者，总欲使腠理开通之意耳。其脉多伏，或细小紧涩，或坚劲搏指，中带促结，皆是阴逆阳伏之象。不可误认阴寒而投热药，虽砂仁之辛温香窜，亦不可轻用。若见面青唇黑，脉劲搏指，厥逆喘促，多不可救也。

又曰：触犯臭秽，而腹痛呕逆，刮其脊背，随发红斑者，俗谓之痧。甚则欲吐不吐，欲泻不泻，干呕疠痛者，曰绞肠痧。更有感恶毒异气而骤发黑痧，俗名番痧。卒然昏倒，腹痛，面色黑胀，不呼不叫。如不急治，两三时即毙。有微发寒热，腹痛麻瞀，呕恶神昏者。或漐漐汗出，或隐隐发斑，此毒邪欲发于表也。亦有发即泻利厥逆，腹胀无脉者，此毒邪内伏，不能外发也。所患最暴，多有不及见斑而死者。经谓大气入于脏腑，虽不病而卒死是也。初觉，先将纸撚①点焠头额，即以荞麦焙燥，去壳取末三钱，凉开水调服；重者少顷再服即安。盖荞麦能炼肠胃滓秽，降气宽胸，而治浊滞，为痧毒之专药。其毒甚面黑者，急

---

① 撚（niǎn 撵）：搓成的条状物。

于两膝后委中穴，砭出黑血，以泄毒邪。凡骤发之病，勿虑其虚，非此急夺，束手待毙。原夫此病与臭毒相类，与霍乱相似，乃疫疠之最剧者。初起昏愦不省，脉多沉匿不显，或浑浑不清。勿以腹痛足冷而与温药，如荞麦一时莫得，或服之不应，即宜理气为先，如香苏散加薄荷、荆芥，辛凉透表；次则辟邪为要，栀子豉汤加牛蒡、生甘草，解毒和中。表热势甚，清热为急，黄芩汤加连翘、木通，分利阴阳。若见烦扰腹胀，脉来数疾，急投凉膈散，以竹叶易生姜，则毒从下夺。热剧神昏，虽合三黄，多不可救。烦渴引饮，遗溺，速清阳明，白虎汤加葱豉，使毒从表化。斑点深赤，毒在血分者，浓煎益母草，少投生蜜，放温恣服，取效最捷。以其专下恶血也，或加生芦菔汁半杯，总取散血之功。以上诸法，在未经误药，庶可挽回一二。曾见一商，初到吴会，畅饮酣歌，席间，霎时不安，索生姜汤一啜而逝。又有朔客，到枫觅混澡浴，忽然眩晕呕逆，到舟即毙。凡感受暑热秽疫诸邪者，大忌热汤澡身也。更有误认伤寒，而与发散，周身焮紫如云而死者。亦有误认麻疹，而与桴柳樱桃核汤，咽痛失音而死者。亦有误认寒证而与热剂，口鼻流血而死者。变生反掌，不似时行，犹可迁延数日也。

上海特海陬①一邑耳。二十年来，屡遭兵燹，乃沧海渐变桑田，外国之经营日广，苏省又以为会垣，而江浙之幸免于难者，率迁于此。各省商舶麇集，帆樯林立，踵接肩摩，居然一大都会矣。然人烟繁萃，地气愈热，室庐稠密，秽气愈盛，附郭之河，藏垢纳污，水皆恶浊不堪。今夏，余避地来游，适霍乱臭毒番痧

---

① 陬（zōu 邹）：隅，角落。

诸证盛行，而臭毒二字，切中此地病因。奈医者茫然，竟有令人先服姜汁一盏者；有以大剂温补主治者。皆刊印遍贴通衢，病家信之，死者日以千计，道殣相望。钱塘吴菊、潭茂才告余，曰：目击一人七窍流血而死，闻之恻然，岂亦劫运使然欤。

《玉衡》[①] 曰：先吐泻而心腹疗痛者，从秽气而发者多；先心腹疗痛而吐泻者，从暑气而发者多。然吐泻之霍乱，乃暑秽伤人气分。宜用油盐刮其皮肤，则痧不内攻。若心胸胀闷，腹中疗痛，或如板硬，或如绳缚，或如筋吊，或如锥刺刀刲[③]，虽痛极而不吐泻者，名干霍乱。乃邪已入营，宜以针刺出血，则毒有所泄。然后，再审其因而药之。若痧胀已极，难于刮刺者，又必先以药救醒，乃可以回生，明此三法，庶可十全。

王晋三曰：痧者，寒热之湿气，皆可以为患，或四时寒湿，凝滞于脉络；或夏月湿热，郁遏于经隧；或鼻闻臭气，而阻逆经气；或内因停积，而壅塞腑气。则胃脘气逆，皆能胀满作痛，甚至昏愦欲死。西北人，以杨柳枝蘸热水鞭其腹，谓之打寒痧。东南人以油碗或油线刮其胸背、手足、内胻[②]，谓之刮痧。以碗锋及扁针，刺舌下、指尖，及曲池、委中出血，谓之锹痧。更服玉枢丹等以治其内，是皆内外达窍以泄其气，则气血得以循度而行，其胀即已，实即霍乱耳。非另有痧邪也。雄按：方书从无痧证之名，惟干霍乱，有俗呼绞肠痧者，是世俗之有痧，不知起于何时也。至《医说》始载：叶氏用蚕退纸治痧之法，以蚕性豁

---

① 玉衡：即《痧胀玉衡》，清代郭志邃撰的一本温病类中医文献，成书于清康熙十四年（1675）。

③ 刲（kuī 亏）：割取。

② 胻（héng 横）：小腿。

痰，祛风利窍，其纸已经盐腌，而顺下最速也。乃江民莹误为解㑊[①]证，虽为杭董浦所讥，然亦可见从前痧证不多，故古人皆略而不详也。迨国初时，其病渐盛，自北而南，所以又有满洲病与番痧之名。郭氏因龚云林青筋之说，而著《痧胀玉衡》一书，推原极变，其说甚辨，而痧之证治乃备。石顽复分臭毒、番痧为二者，谓恶毒疠气，尤甚于秽邪也。晋三又辨痧即外邪骤入，阻塞其正气流行之道之谓，而痧之病义益明。至情志多郁之人，稍犯凉热，即能成痧，且不时举发，亦由气血失其宣畅也。右陶虽有截痧方，而用药殊乖。江氏以香附、芩、栀、抚芎为剂，较为合法。其诸痧名状，《玉衡》书具在，不多赘。长洲龙青霖《脉药联珠》[②]云：痧胀之证，多属奇经。盖奇经，为十二经之支流也，五脏之清气不升，六腑之浊气不降。譬犹五湖四渎，漫溢泛滥，尽入江河，而清浊已混，更水甚土崩，泥沙浑扰，流荡不清，井脑壅塞，故其病有痧胀之名。痧胀者，犹沙涨也，总由十二经清浊不分，流溢入奇经，而奇经脉现，则为痧证也。邪气滞于经络，与脏腑无涉，不当徒以药味攻脏腑，宜先用提刮之法，及刺法，使经络既通，然后用药，始堪应手也。雄按：此说似创而实确，然经络既通，虽不药可愈，特虑邪已渐及腑脏，则刮刺不足了事。譬如险要为贼所据，不可徒讲防堵也。

《疫疹一得》曰：凡初起六脉细数沉伏，面色青惨，昏愦如迷，四肢逆冷，头汗如雨，其痛如劈，腹内搅痛，欲吐不吐，欲泻不泻，此为闷疫，毙不终朝。

---

① 解㑊：原作"解佚"，据醉六堂本改。解㑊，指困倦无力、懒得说话、抑郁不欢的症状。

② 脉药联珠：原作"脉学联珠"，据清代长洲龙清霖著作名改。

闷者，热毒深伏于内而不能发越于外也。渐伏渐深，入脏而死，不俟终日也固已。治法宜刺曲池、委中，以泄营分之毒，再灌以紫雪，清透伏邪，使其外达，或可挽回也。治法精良。素园

寒证

《素问·气交变大论》曰：岁土不及，民病飧泄霍乱。

岁土不及，则脾胃素虚之人，因天运而更见其虚，中阳既虚，寒湿自盛，以致朝食暮泻而为飧泄，甚加呕吐而为霍乱。观其与飧泄并称，则知利者，必是清谷而非臭秽，吐者亦必澄澈而非酸浊。小便之利，口之不渴，又从而可必矣。如此，才是寒湿霍乱，可以理中、五苓之类治之。故读书须以意逆其理，自然触处洞然，无往而不贯矣。且寒霍乱，多见于安逸之人。以其深居静处，阳气不伸，坐卧风凉，起居任意。冰瓜水果，恣食为常，虽在盛夏之时，所患多非暑病，王安道论之详矣。轻则藿香正气散，或平胃加木香、藿香、生姜、半夏之类。湿盛而四肢重着，骨节烦疼者，胃苓汤加木香、藿香、大腹皮之类。七情郁结，寒食停滞者，厚朴汤、治中汤。头疼，恶寒无汗者，香薷饮先解其表，随以大顺散调其里。如果脉弱阳虚，腹痛喜得温按，泻出不臭者，来复丹。若吐泻不止，元气耗散，或水粒不入，或口渴喜冷而不多饮，或恶寒战栗，手足逆冷，或烦热发躁，揭去衣被，但察其泻出不臭者，乃内虚阴盛格阳，宜理中汤，甚则四逆汤，加食盐少许。更有暴泻如水，冷汗四逆，脉弱不能言者，急进浆

水散救之，并宜冷服。然此辈实由避暑而反为寒伤致病，若拘泥时令，误投清暑之剂而更助其阴，则顷刻亡阳莫挽矣。前人有治此证而愈者，尚未确知其为寒病也。遂谓夏月暑病，通宜热药。妄立阴暑名目，贻误后人，此因偶中而错认面目也。余于《温热经纬》，辨之详矣。

《至真要大论》曰：诸病水液，澄澈清冷，皆属于寒。

或曰：医者，精脉理，谙药性，胸罗经史，口熟方书，斯可以济世矣。余曰：不可，必也能辨证乎。苟不辨证，而但凭脉以用方药，虽引古证今，有典有则，恐不免为二竖所笑也。惟圣人早料及此，以辨证之法，大书特书，垂示后世，可谓既详且尽，岂但为霍乱分寒热哉！

《伤寒论》曰：霍乱，头痛发热，身疼痛，热多欲饮水者，五苓散主之；寒多不用水者，理中丸主之。

此霍乱之因伤寒而致者，故兼有头痛、发热、身疼诸表证也。虽欲饮水，而表证未罢，故以五苓散为两解之法。二方皆为风寒而设，热多，谓表热未衰；寒多，谓里寒较盛。于一病中，察其内外之轻重，而辨邪气之聚散，以施治法。圣人辨证，详尽如是。而后人颟顸[1]，或至误会。凡夏秋热霍乱之口渴者，辄用五苓，多致偾事。须知桂术为渴家所忌，惟风寒之邪，郁阻气机，致水液不行而渴者，始可用以行气化水也。分析甚明，发前人所未发。盖热多并非表里大热，欲饮水亦与大渴引饮不同也。谢城识

又曰：吐利止而身痛不休者，当消息和解其外，宜桂枝汤小和之。

---

① 颟顸（mānhān）：糊涂又马虎。

吐利止，里已和也。身痛不休者，表未解也。故须桂枝和解其外，所谓表病里和，汗之则愈也。但此为寒霍乱后之兼有风寒表邪者而言，若温热、暑疫、霍乱后之表未解者，不得率尔引用也。余拟驾轻汤一方，最为合治，然其意亦不敢出圣人之范围也。详其一曰消息，再曰小和之者，盖以吐利之余，里气已伤，故必消息其可汗而汗之，亦不可大汗而小和之也。况热霍乱后，津液尤虚者，其可妄施汗法乎。故余但以轻清为制也。

又曰：吐利发汗，脉平小烦者，以新虚不胜谷气故也。

吐利可发汗者，伤寒霍乱也。脉平为邪已解，而小烦者，以吐下后胃气新虚，不能消谷，故霍乱病。晬[①]时内不可便与饮食，必待胃渐下行为顺，而仓廪始开也。暑热霍乱，尤夺胃津，溉以甘凉，自能思谷。

先曾祖秉衡公曰：伤寒，外感之总名。《伤寒论》，统论外感之书也。先大父永嘉公曰：《难经》云伤寒有五。则五种外感，古人皆谓之伤寒矣。《伤寒论》有治风、治温、治暍、治湿诸法，则非专论一伤寒矣。杨素园大尹曰：注伤寒者，无虑数十家，皆以为专论伤寒之书，故恒觉支离附会，不适于用。雄尝谓：伤寒有五，疟亦有五，不过重轻之别耳。伤寒，惟感寒即病者，为正伤寒，乃寒邪由表而受，治宜温散。其邪在半表半里，或所感邪气较轻，不为伤寒而为正疟者，脉象必弦，并宜和解。设冬伤于寒而不即病，则为春温夏热之病。其较轻者，则为温疟、瘅疟。若感受风温、湿温、暑热之气者，重则为时感，轻则为时疟。今世温热多而伤寒少，故疟亦时疟多而正疟少。惟叶天士先生，精

---

① 晬（zuì 最）：一昼夜。

于温热、暑湿诸感，故其治疟也，一以贯之。余师其意，凡治时疟，必辨其为风温、为湿温、为暑热、为伏邪者，仍以时感法清其源。故四十年来，治疟无难愈之证。推而广之，似不止疟疾尔也，如风寒暑湿，皆可以为霍乱。则冬寒内伏，至春夏不为温热病，亦可以为霍乱也，特不多见，故从来无人道及。今年春夏之交，余在濮院，即有是证，未交芒种，薄游海上，则沿门阖户，已成大疫。盖去冬积雪久冻，伤于寒者较深，而流离失所，斗米千余，精神之不藏者既多，中气之不馁者亦罕。且今春过冷，入夏甚凉，殆肃杀之气未消，发生之机不畅，故伏邪不能因升发之令外泄以为温，久伏深藏，如奸匪潜匿，毫无觉察，或其人起居饮食之失调，或外感稍侵而引动，遂得乘机卒发，直犯中枢而为霍乱，故多无腹痛之兼证。而愈后辄有余波，与向来夏秋所行因于暑湿为患者，证候则一，病情迥殊也，治法亦稍有不同。然伏邪化热，自里达外，与伏暑内发，理无二致，故其人必口渴，而刺血则紫黑。不知者以为暑令未行，有何热证，放胆姜附，涂炭生民，岂亦劫运使然耶，可哀也已。镇海周君采山，极为折服，遂以此说刊印，传播远近。元和金君簠斋，同邑周君二郊，秀水吕君慎庵，乌程汪谢城孝廉，桐乡陆定圃进士，皆见而韪之，爰赘于伤寒霍乱后，以谂来者。

又曰：吐利汗出，发热恶寒，四肢拘急，手足厥逆者，四逆汤主之。

此阳虚之体，寒邪得以直入而为霍乱也。发热恶寒者，身虽热而恶寒，身热为格阳之假象，恶寒为虚冷之真谛也。四肢拘急，手足厥逆者，阳气衰少，不柔于筋，不温于四末也。首重汗出者，为阳有外亡之象，故径用四逆汤，祛其既入之寒，而挽其将去之阳。若止见厥逆恶寒，四肢拘急，脉来沉细弦紧，面如尘土，泻出不臭，虽属阴寒，而无汗出之候者，但宜冷香饮子治之。寒主收引，故四肢拘急，乃筋强不能屈伸之谓，与热证之转筋迥殊。临证极宜分别，苟或颠倒误施，祸不旋踵。

又曰：既吐且利，小便复利，而大汗出，下利清谷，内寒外热，脉微欲绝者，四逆汤主之。

此亦虚冷霍乱之候。四肢拘急，手足厥逆，虚冷之著于外也。下利清谷，脉微欲绝，虚冷之著于内也。虚冷甚于内，则反逼其阳于外矣，故其外候，每多假热之象。或烦躁去衣而欲坐地，或面赤喜冷而不欲咽，或脉大虚弦而不任按，是皆元气耗散，虚阳失守，甚加喘哕，最为危险。惟四逆汤可以驱内胜之阴，而复外散之阳。但既吐且利之下，紧接曰小便复利，重申曰下利清谷，何其丁宁而郑重耶？故读者最宜着眼。洄溪所谓一证不具，即当细审也。倘热霍乱因暑邪深入而滞其经隧，显脉细肢寒之假象者，必有溺赤便臭，口渴苔黄之真谛，临诊慎毋忽焉。

又曰：吐下已断，汗出而厥，四肢拘急，脉微欲绝者，通脉四逆加猪胆汁汤主之。

尤拙吾曰：吐下已止，阳气当复，阴邪当解。乃汗出而厥，四肢拘急，而又脉微欲绝，则阴无退散之期，阳有散亡之象，于法为较危矣。故于四逆加干姜一倍，以救欲绝之阳。而又虑温热之过，反为阴气格拒而不入，故加猪胆汁之苦寒，以为向导之用，即《内经》盛者从之之意也。

又曰：少阴病吐利，手足厥冷，烦躁欲死者，吴茱萸汤主之。少阴病，吐利，烦躁四逆者，死。

寒中少阴，吐利交作，阴邪盛极，而阳气不胜也。然先厥冷而后烦躁者，犹有阳欲复而来争之兆，故以吴茱萸温里散寒，人参、大枣益虚安中为治也。若先烦躁而后四逆者，阳不胜而将绝也，故死。此二条本少阴中寒，非霍乱也，然有类乎霍乱。既明霍乱之治，复列其类证以广其例，俾临证不致眩惑也。

又曰：少阴病，自利清水，色纯青，心下必痛，口干燥者，急下之，宜大承气汤。

寒邪化热，传入少阴，逼迫津水，注为自利。质清而无滓秽相杂，色青而无黄赤相间。可见阳邪暴虐之极，反与阴邪无异。但阳邪传自上焦，其人心下必痛，口必干燥。设系阴邪，则心下满而不痛，口中和而不渴，必无此枯槁之象。故宜急下，以救其阴也。夫既列少阴中寒二条于前，以明霍乱类证之治。更附少阴急下一条于此者，以病系伤寒，迨既化热，虽见脉微细，但欲寐之少阴证，而口干燥，心下痛，自利清水，尚宜急下。其病非伤寒，脉不微细，神情瞀乱而口渴，心下拒按之霍乱证，顾可以燥热药治之哉？《内经》以水液澄澈清冷为寒。此证虽自利清水，必热而不冷，或小溲赤短，审问之，自有分别。而仲圣于下利证，专以口渴与否，判清温之治，尤为简当。临证者，当奉为南针也。

此证最宜细辨，余尝见一霍乱轻证，医投凉膈散，次日下血而殒。谢城

《千金要方》曰：霍乱四逆，吐少呕多者，附子粳米汤主之。治中汤，治霍乱吐下，胀满，食不消化，心腹痛。

《病源》曰：霍乱者，由人温凉不调，阴阳清浊二气有相干乱之时。其乱于肠胃之间者，因饮食而变，发则心腹疗痛。其有先心痛者，先吐，先腹痛者，先利，心腹并痛者，则吐利俱发。

夹风而实者，身发热、头痛、体痛，而复吐利。虚者，但吐利，心腹刺痛而已。亦有饮酒食肉，腥脍生冷过度，因居处不节，或露卧湿地，或当风取凉，而风冷之气归于三焦，传于脾胃，脾胃得冷则不磨，不磨则水谷不消化，亦令清浊二气相干。脾胃虚弱，便作吐利，水谷不消，则心腹胀满，皆成霍乱。

热霍乱，流行似疫，世之所同也；寒霍乱，偶有所伤，人之所独也。巢氏所论虽详，乃寻常寒霍乱耳。执此以治时行霍乱，犹腐儒将兵，其不覆败者鲜矣。

又曰：霍乱而转筋者，由冷气入于筋故也。冷入于足之三阴三阳，则脚转筋。入于手之三阴三阳，则手转筋。随冷所入之筋，筋即转。转者皆由邪冷之气，击动其筋而移转也。

转筋有因热因寒之异，须合兼证脉候而辨析之。

无病之人，亦有时患转筋者，不过足受微凉，不足为病。乃时医专以转筋为邪入三阴，讵知三阳亦能转筋，巢氏之论甚明乎。谢城

又曰：干霍乱者，是冷气搏于肠胃，致饮食不消，但腹满烦乱，疠痛短气，其肠胃先夹实，故不吐利，名为干霍乱也。

干霍乱，属寒湿者固有之，夹食者亦或有之，亦有因寒湿而夹秽臭恶毒之气者。故治法审非暑火为患，不可误用清凉。但宜芳香辛散以宣通之。其姜、附、椒、巴等剂，勿轻信而妄试也。

医道通治道，治国者必察民情，听讼者必察狱情。用药如用兵，为将者必察敌情，为医者必察病情。民情得而政教行，狱情得而曲直分，敌情得则胜权独操，可以寡克众，可以逸待劳。病情得则生机在握，可以御沴疠，可以挽造化。呜呼！不辨虚实寒热而治霍乱者，犹之弃其土地、人民而讲战守也，故列病情第一。

伐毛

霍乱及痧胀疫疠诸恶证，初起即解散其发细看，如有赤色者，急拔去之。再脱其衣，细看胸背，如有长毛数茎，必尽拔之。

热毒深入营分，发为血之余，毒焰上炎，故见赤色。甚至硬如骏鬣[①]，余尝目击之。宗侄承烈绍武

取嚏

霍乱诸痧，皆由正气为邪气所阻。故浊气不能呼出，清气不能吸入，而气乱于中，遂成闭塞之证。浊气最热，泰西人谓之炭气，炭气不出，人即昏闷而死。然呼出肺主之，肺开窍于鼻，用皂角末或通关散。或痧药吹入鼻中，取嚏以通气道，则邪气外

---

① 鬣（liè列）：马、狮子等颈上的长毛。

泄，浊气可出，病自松也。

刮法

取嚏，不论有无，随继以刮。有嚏者，肺气虽开，恐营卫气机尚痹，当刮以宣之。无嚏者，肺既不开，尤必刮松卫气，使已入营分之邪得以外泄，而病可松也。故肩、颈、脊、背、胸、前胁肋、两肘臂、两膝湾等处，皆宜用绵纱线，或苎麻绳，或青线，或瓷碗口，蘸菜油自上向下刮之，以红紫色绽方止。项下及大小腹软肉处，以食盐研细，用手擦之。或以指蘸清水撮之。景岳云：凡毒深病急者，非刮背不可。以五脏之系，咸附于背也。或以盐擦背亦可。

焠法

营卫之气，为邪气所阻而不流通，则手足厥冷而腹痛，身有红点而隐跃，此名斑痧，亦曰番痧。俗以其厥冷，谓之阴痧者谬也。宜以灯心微蘸油，点火焠之。以灯火近肉即提起，煏煿[1]有声，病即松。

---

[1] 煏煿（bìbó 必伯）：表声音，即哔剥有声。

刺法

《玉衡》曰：东南卑湿，利用砭，以针刺放毒血，即用砭之道也。凡霍乱痧胀，邪已入营，必刺出毒血。俾邪得外泄，然后据证用药，可以望生。

第一宜刺少商穴。刺时，扶病人坐直，男左女右，用力将其手臂从上捋下，捋其恶血聚于指头，以油头绳扎住寸口，用尖锐银针，在大指甲向里如韭叶许刺之，挤出毒血即松。重者，两手并刺。若神昏不醒，刮刺不松者，为邪入心包络。须撑开病人之口，看舌底有黑筋三股，男左女右，用竹箸嵌瓷锋，刺出恶血一点。两臂湾名曲池穴，两膝湾名委中穴，以手蘸温水拍之，露出青筋、红筋。若肌肤白嫩者，则露紫筋，皆痧筋也。并用银针刺出紫黑毒血。其腿上大筋不可刺，刺亦无毒血，反令人心烦。腿两边硬筋上筋不可刺，刺之恐令人筋吊。案谈往云：崇祯[①]十六年，有疙瘩瘟、羊毛瘟等疫，呼病即亡，不留片刻，八九两月，死者数百万。十月间，有闽人晓解病由，看膝湾后有筋突起，紫者无救，红则速刺出血可活。至霜雪渐繁，势始渐杀。余谓此疫虽奇，杀人即速且多，然无非暑热毒气深入于络耳。故轻者刺之可活，而霜雪繁，病自衰也。考嘉兴王肱枕《蚓庵琐语》及桐乡陈松涛《灾荒记事》皆云：崇祯十四年大旱，十五、十六经年亢旱，通国奇荒，疫疬大作。合三书而观之，其为暑燥热毒之邪，

---

① 祯：诸本均作"正"，据文义改，下同。

深入营分无疑矣。故委中之筋已突起，不待拍之而始露。详载之，以为留心民命者告①。

《玉衡》又云：一应刺法，不过针锋微微入肉，不必深入。又以诸穴非亲见不明白，故不具载。而故人管荣棠谓余曰：曩②遇桐乡八十老人张德祥者，善治痧，数十年来，生死决其针下，百不失一。凡针入而肌肉凝闭者，必不得生，然其所刺部位，不仅郭氏所言之十处，惜世罕知也。据云：

痧证头晕者，刺素髎。穴在鼻柱上端准头，针入一寸。

头痛者，刺风府。穴在项后入发际一寸，大筋内宛宛中，针入一寸。

偏痛者，刺风池。穴在耳后颞颥后，脑空下，发际陷中，针入一寸。

腹痛而吐者，刺上脘。穴在脐上五寸，针入一寸。

腹痛而泻者，刺下脘。穴在脐上二寸，针入一寸。

腹痛而欲吐不吐，欲泻不泻者，刺中脘。穴在脐上四寸，针入一寸即愈。

以上三穴，须用手极力提起其皮而刺，切记。以上六穴，并不出血。

手瘛者，刺商阳。穴在手次指内侧，去爪甲如韭叶，出血立已。

足吊者，刺厉兑。穴在足次趾之端，去爪甲如韭叶，出血立已。

---

① 告：醉六堂本此下有夹注"《转筋证治》：凡刺法不过针锋，微微入肉，不可深入喉、舌、心、脑、胸、腹、腰、脊等处，勿误听愚人妄刺，否则立时陨命"。

② 曩（nǎng）：从前，过去。

刺承筋。穴在胫后足跟上七寸，出血立已。刺承山。穴在腿肚下分肉间，出血立已。但此穴非精明者不易取，宜慎刺。牙关紧闭者，刺人迎。穴在结喉两旁一寸五分，大脉动应手处，刺之立开。按：张叟刺法，必有所授。荣棠得其传，故针痧极神。且荣棠之为人也，好善而率真，非牟利妄语者流，故余甚信之。尝刊入业书，今备录此篇，以便穷乡僻壤，皆可按证而施治也。又《转筋证治》云：凡心口、腰脊、肾俞穴等处，切勿误听愚人妄施针刺，亲见一人因心口一针，立时陨命，不可不知①。

拓洗

生大蒜，杵烂，贴两足心。吴茱萸一两，研末，盐卤和，涂两足心亦可②。车谷中脂亦可涂③。

男子以手挽其阴，女人以手扯其乳房④。

辣蓼草八两，杵烂，木瓜四两，老酒二斤，加水煎，乘热揩熨患处及手足遍身。辣蓼草乃水红花之别一种，叶狭小而光，两面皆绿，梗微赤有节，其味甚辛。合六神曲及造酒曲皆用之。鸡生

---

①玉衡又云……不可不知：此段醉六堂本未载，以正文字体补入"原本以下尚有管荣棠言桐乡老人张德祥针法一节，语近奇诞。案《素问·刺针论》王冰所注二十四卷，已不能复补，而针经十二经明堂偃侧人图等错舛伪谬，遗传久失，王焘《外台秘要》已力言误针之害。凡针法针穴，俱不录存，洵为卓识。近世江湖间方技者流，虽间或著效，然皆诡秘荒悖，非王者之师也。且梦隐亦非亲见试验，究属耳闻。录之篇中，贻害匪浅，因从焦例删之。果盦"。

②亦可：醉六堂本无此二字。

③车谷中脂亦可涂：醉六堂本无此句。

④男子……乳房：醉六堂本无此句。

虱，但以此草置鸡栖内即愈。

盐卤顿热淋洗，并以手蘸，摩擦其患处。如无盐卤，作极咸盐汤可代也。按：盐散风火，化湿热。平人常用盐卤濯足，永无足疾。若路途患此倒地者，但以病人两脚浸溺桶中，亦妙。

绵絮浸酒中，煎滚取出，乘热裹患处。或以烧酒摩擦其患处，以软散为度，烧酒内入斑蝥末，力更胜也。脚不冷者，但以盐研细擦之。

水煮青布拓脚膝，冷即易之。柏叶杵烂裹之，并煎淋洗。

熨灸 主霍乱转筋，干霍乱之属寒者

炒盐，一包，熨其心腹，令气透，又以一包熨其背，待手足暖。再服神香散一钱。寒重者，再服。方见四篇。或以吴茱萸，食盐各数两炒热，包熨脐下亦妙。或以芥子研末，和涂脐上。

胡椒七粒，以布包之，嚼碎，纳脐中，用膏药封之，再以热手按之。盖被卧少顷，腹中热，有汗，则寒邪散矣。甚者用回阳膏贴脐间，方见四篇。或以盐填脐中。上盖蒜片，艾灸二七壮。危甚者，再灸脐两旁各开二寸之天枢二穴，脐上四寸中脘一穴，脐下寸半气海一穴。

《外台》法：以手挽所患脚大拇趾，当脚心急筋上，灸七壮。

喻氏法：凡卒中阴寒，厥逆吐泻，色清气冷，凛洌无汗者。用葱一大握，以带束紧，切去两头，留白寸许。以一面熨热安脐上；用熨斗盛炭火，熨葱上面。俾热气从脐入腹。甚者，连熨二三饼。又甚者，再用艾炷灸关元、气海各二三十壮。若腠理素疏，阴盛逼阳而多汗者，用附子、干姜回阳之不暇，尚可熨灼以助其散越乎？尝读仲圣《伤寒论》，知病属阴虚血少者，概不可灸。必阳虚气弱者，始可用灸。今喻氏复辨阳虚者，固宜用灸。若阳虚至于外越者，岂容再灸？是亦发人所未发，可补长沙之未及矣。世之不别阴阳，而妄施灼灸以伤人者，岂特霍乱为然乎？吁可叹已！又按：凡腹虽痛极，而喜得温按，唇口刮白者，乃内虚阴寒之病。宜用火灸，切忌针刺。若四肢虽冷而苦渴苔腻，腹痛虽甚而睛赤唇红，或烦躁喜凉者，乃热郁气闭之证。急宜刺血，切忌火攻。设不辨明而误用之，祸皆反掌。

侦探

生黄豆，细嚼不腥者痧也。既可试病，亦解痧毒。生芋亦可。

大赤雄鸡一只，放病人腹上，以鸡口朝其面，鸡即伏而不动。痛止，鸡自跳下。亦治尸厥中恶。

神清而嚼姜不辣者，真寒证也。

策应

新汲井水，百沸天泉，各半和服，名阴阳水。《濒湖》曰：上焦主纳，中焦腐化，下焦主出。三焦通利，阴阳调和，升降周流，则脏腑畅达。一失其道，二气淆乱，浊阴不降，清阳不升，故发为霍乱吐利之病。饮此即定者，分其阴阳，使得其平也。按：汲井泉以上升，天雨水而下降，故汲者宜新，而降者宜熟也。以之煎疟疾药。盖取分解寒热之邪，而和其阴阳也。

东壁土，煮汁饮。《圣济》

锅底墨煤、灶突上墨煤各五分，百沸汤急搅数千下，以碗覆之，通口服一二口。《经验》

屋下倒挂尘，沸汤泡，澄清服。《易简》[①]

生扁豆研末，入醋少许，新汲水和服。《普济》

丝瓜叶一片，白霜梅肉一钱，并核中仁用。共研烂，新汲水调服。《广笔记》

梨树枝，煮汁服。《圣惠》

海桐皮，煮汁饮。《圣济》

路旁破草鞋，去两头，洗三四次。水煎服。《事海文山》

生藕，捣汁饮。《圣惠》

陈仓米煮清汤，稍稍饮之，治霍乱大渴。《永类钤方》

冬瓜，水煮清汤，俟凉饮之。半痴按：陈仓米，虽云清热止

---

① 屋下……易简：醉六堂本无此句。

渴，惟霍乱已止者，服之为宜。若邪势方张，吐下未平之际，尚嫌其守。冬瓜，甘淡微凉，极清暑湿。无论病前、病后，用以代饮，妙不可言。即温、湿、暑、疫、泻、痢诸病，皆可用也。

芦根、麦冬，水煎服。《千金》按：单用芦根煎饮，亦止烦渴，或与竹叶同煎，更佳。

梨肉，煮汤服，渴甚，捣汁饮。梦隐

芦菔，煮汤服，或生嚼咽汁，吐去渣。梦隐

生绿豆急火煎清汤，凉服。梦隐

枇杷叶刷去毛，浓煎，徐饮。此方不但解霍乱之渴也，若深冬采之，刷毛洗净切碎，净锅炒干，瓷瓶密收，常以代茗，可杜暑湿时疫，及噎呃诸病。梦隐

雄鸡矢白，腊月收之，为末，水和温服。《金匮》。以下治霍乱转筋。

地浆，掘黄土地作坎，深三尺，以新汲井水沃入搅之，少顷取清者，饮三五杯。《千金》按：罗谦甫云：霍乱乃暑热内伤，七神迷乱所致。阴气静则神藏，躁则消亡，非至阴之气不愈。坤为地，属阴，土曰静顺，地浆作于阴地坎中，为阴中之阴，能泻阳中之阳也。愚谓得罗氏此言，治霍乱，已思过半矣。蒋式玉称其勤求古训，洵不诬也。

新汲井水，徐徐冷饮之，外以一盆盛水浸两足，忌食热物。《救急良方》按：果系暑热炽盛，用腊雪水尤胜。

扁豆叶一握，捣绞汁一碗饮。《广笔记》

桑叶一握，煎汁服。《圣惠》

木瓜一两，水煎服。余汤浸青布，裹其腓。本方加桑叶七片尤良。《圣惠》

龙脑薄荷，煎汤饮。《圣惠》按：有汗者，此方勿服。

青钱四十九枚，木瓜一两，乌梅炒，五个，水二盏煎，分温服。《圣济》按：此方专治风木行脾之证。时行重感，非所宜也。

盐梅，煎汤，细细饮。《如宜方》按：方义与上同。垂死者，用败蒲席一握切，浆水一盏，煎服。《圣惠》

百方不效困笃者，用室女月经衣和血烧灰。酒服方寸匕。《千金》

按邪入已深。故百方不效，以此药专走血室，能引浊邪下行也。

原蚕沙一两，阴阳水煎，澄清、温服。梦隐按：蚕沙乃桑叶所化。夫桑叶主息风化湿，故《圣惠》方以之治霍乱转筋也。既经蚕食，蚕亦主胜风去湿。且蚕僵而不腐，得清气于造物者独纯。故其矢不臭、不变色，殆桑从蚕化，虽走浊道而清气独全。《金匮》以鸡矢治霍乱转筋者，鸡属巽，虽不溺而矢独干，亦取其胜风湿，以领浊气下趋也。蚕沙，既引浊下趋，又能化浊使之归清，性较鸡矢更优。故余用以为霍乱转筋之主药，颇奏肤功。嗣见治痧飞龙夺命丹，用人中白一味，领诸药迅扫浊邪，下趋阴窍，较他方之藉硝以达下者，更觉贴切。故奏效尤捷。制方之义，可谓精矣。至来复丹之用五灵脂，亦从鸡矢白脱胎也。

霍乱转筋，大渴、苔黄、汗频无溺者，西瓜绞汁饮。梦隐

凡阳气遏抑在内，虽热证亦无汗，西瓜汁当慎用。此特标汗频二字，最确当。谢城

渴而气机不舒者，金银花、蒲公英、丝瓜叶、丝瓜，并可捣汁服，或用干者，煎汤亦得。梦隐

渴而肤有赤色者，益母草，或紫花地丁，捣汁饮。或以干者

煎汤服亦可。梦隐按：紫花地丁，亦名如意草，主清血热。生嚼之，味甘，不作草气，故可同诸草木叶咀食充饥。悉无草气，洵救荒之仙草也。附及之以为世告。

荞麦，焙燥，去壳，取末，三钱，凉开水调服。《简便方》。以下治干霍乱。

栀子二七枚，烧研，酒调下。《肘后》

盐一撮放刀上，用火炙透，热童便和服。或以新汲水和服。少顷，即得吐下而气通矣。柳洲

益母草一两，煎汤，少投生蜜，放温服。《医通》

马兰根，细嚼咽汁。《寿域》

刘寄奴，煎汤温服。《圣济》

桃叶，煎汤温服。《外台》

石菖蒲，一两杵汁，和水服。《圣惠》

烟管中油，俗呼烟油。取豆大一丸，放病人口内，掬水灌之，下咽即活。《有堂》

芜菁子，煮汁饮。《集简》

黑大豆，生研，水服方寸匕。《普济》按：今人以黄豆试痧本此。

垂危者，用生芋一片，放入病人口内，咽汁即苏。苏后，再吃几片，取其宽肠去垢浊，破血清痧毒也。世传饮油吞矾二方，取其引吐澄浊也。然油滋腻，矾兜涩，皆有流弊，吾不取也。普洱茶，浓煎温服。梦隐

淡海蜇四两，凫茈即荸荠，一名地栗，二两，切，水煮，至海蜇烊。取汁温服。梦隐

莱菔，捣汁饮。梦隐

雄鼠矢，阴阳水下二七枚。_{梦隐按：}《经验方》有马矢绞汁，治干霍乱一方。虽取义燥湿降浊，然臭味恶劣，径以秽汁灌入，亦觉难堪。易以鼠矢，较近人情，其功似亦稍胜也。

芦菔叶，冬月挂树上，或摊屋上，直至春前，干燥极透时，收入净坛密贮。每一两洗净。水煎温服。_{梦隐按：}此味并治时行喉证，诸般外感，疟痢泄泻。痞膨黄疸，水肿脚气，诸病如神，物易功多，价廉无损，家家可备以济世也。

稻秆，浓煎温服。_{梦隐}

六一散，_{方见四篇。}新汲水调下三钱。_{河间}

紫雪。_{方见四篇，下同。以下皆治邪深入络，以及干脏之干霍乱、霍乱转筋。}

碧雪。

绛雪。_{一名红灵散。}

行军散。

玉枢丹。

紫金丹。

飞龙夺命丹。_{与外科飞龙夺命丹名同药异，外科之方用蜈蚣为君，蜈蚣一名天龙，能飞而制蛇，因以名方，治瘰之方用诸多宝贵香灵之品，藉人中白驾轻就熟为使，力能迅扫秽恶之邪下趋浊道，有马到功成之捷效，以骏马有飞龙之号，故以名方。}

按：以上诸方，皆有起死回生之力。惟有力者，卒不易得；无力者，贵不易购。苟能量力合送，或集资广济，洵造福无涯矣。

陈艾叶，煎汤服。_{《外台》。以下治寒湿干霍乱。}

紫苏，捣汁服，干者煎饮。_{《肘后》}按：此方治因食鱼蟹诸水族而腹痛吐利者皆效。

橘红、藿香各五钱，煎服。《百一选方》

薤白，煮汤服。《独行方》

姜炙厚朴研，温汤服三钱。夹暑者，新汲水下。《圣惠》

丁香十四枚，研末，沸汤和服。《千金》按：此治食蟹及水果太多而痛泻者并效。

真神曲三钱，水煎温服。梦隐

吴茱萸二七枚，砂仁一钱，研，泡汤吞下。梦隐

伽南香，凉开水磨取三分，沸汤点服。梦隐

三圣丹。方见四篇。下同。以下皆治阴寒霍乱。

速效丹。

蟾酥丸。

姚氏蟾酥丸。

霹雳散。

回阳膏。以上数方，亦须预备应用。如合送济人，须将病情叙明，庶免贻误。

霍乱转筋，吐下已多，脉无气短，大汗欲脱者。置好醋二三斤于病人面前，将铁器烧红，频淬醋内，使闻其气，即可转危为安。足冷者，并捣生附子二两，贴于涌泉穴。再按证用药，以挽回元气。不论寒热二证，凡元气欲脱者，皆当亟用。余屡试多验。并治产后昏晕，及诸病之神魂不安者，皆效。

纪律

一忌米汤。得谷者昌，百病之生死，判于胃气之存亡，犹之兵家饷道，最为要事。惟时邪霍乱痧胀，独不然者。以暑湿秽恶之邪，由口鼻吸入肺胃，而阻其气道之流行，乃否塞①不通之病。故浊不能降而腹痛呕吐，清不能升而泄泻无噎。或欲吐不吐，欲泻不泻，而窃踞中枢。苟不亟为展化宣通，邪必由经入络，由腑入脏，而滋蔓难图矣。凡周时内，一口米汤下咽，即胀逆不可救者，正以谷气入胃，长气于阳。况煮成汤液，尤能闭滞隧络，何异资寇兵而赍②盗粮哉。惟吐泻已多，邪衰正夺者，犹之寇去民穷，正宜抚恤。须以清米汤温饮之，以为接续，不可禁之太过，反致胃气难复。知所先后，则近道矣。

物性中和，莫如谷矣。为生人之至宝，乃霍乱痧胀邪势方张之际，不可一试。米汤如是，况补药乎。其霍乱间有得温补而愈者，是中虚之霍乱，非时行之霍乱也。须知中不必皆虚，虚不必同时而病，病不必皆成霍乱。既同时而病霍乱，岂非外邪为患。而流行渐广，遂成疫疠。何司命者，尚不识其病情耶。凡一病有一病之宜忌，先议病，后议药，中病即是良药。故投之而当，硝黄即是补药；投而不当，参术皆为毒药。譬如酒色财气，庸人以之杀生。而英雄或以之展抱负，礼乐文章，圣人以之经世。而竖

---

① 否（pǐ 匹）塞：闭塞不通。
② 赍（jī 鸡）：把东西送给别人。

儒反以之误苍生。药之于医也，亦然。补偏救弊，随时而中。病无定情，药无定性。顾可舍病而徒以药之纯驳为良毒哉。

或云：扶阳抑阴，治世之道，古圣以之立教，景岳以之喻医。今人身不治，病乱于中，竟辟温补扶阳。惟事清解助阴，毋乃偏任寒凉，将起后人之议乎？余曰：扶阳抑阴，大易原以喻君子小人。故章虚谷谓：但可以论治世，不可以论治病。惜章氏尚一间未达也。夫人身元气，犹阳也。外来邪气，犹阴也。扶正抑邪，岂必专藉热药哉？如热伤胃液，仲圣谓之无阳矣。然欲扶其阳，必充其液。欲抑其阴，须撤①其热。虽急下曰存阴，而急下者，下邪也。下邪即是抑阴。存阴者，存正也。存正即是扶阳，苟知此义，则易理医理，原一贯也。设但泥温补为扶阳之药，而不知阴阳乃邪正之喻。虽满腹经纶，无非是苍生之罗网，治人治世，无二致也。

或又曰：丹溪谓人身阴不足，景岳谓人身阳不足。君以为孰是，余谓人身一小天地，试以天地之理论之，阴阳本两平，而无偏也。故寒与暑为对待，昼与夜为对待，然雨露之滋，霜雪之降，皆所以佐阴之不足，而制阳之有余。明乎此，则朱张之是非判矣。或又曰：子言扶正即是扶阳，则补阴补阳，皆扶阳也。抑阴即是抑邪，则逐寒逐热，皆抑阴也。顾专事逐邪，不崇补正，得毋未合扶阳抑阴之旨乎？余因述先慈之训以答，曰：无论外感，不可妄投温补。即内伤证，必求其所伤何病，而先治其伤，则病去而元自复。古人不曰内虚，而曰内伤，顾名思义，则纯虚之证殊少也。徐洄溪亦云：大凡人非老死即病死，其无病而虚死

---

① 撤：光绪丁亥本作"撒"。

者，千不得一。况病去则虚者亦生，病留则实者亦死。故去病正以扶阳也。余尝谓人气以成形耳。法天行健，原无一息之停。惟五气外侵，或七情内扰，气机愆度，疾病乃生。故虽在极虚之人，既病即为虚中有实，即酷暑严寒，人所共受，而有病有不病者，不尽关乎老少强弱也。以身中之气，有愆有不愆也。愆则邪留，着而为病；不愆则气默，运以潜消。调其愆而使之不愆，治外感内伤诸病，无余蕴矣。霍乱云乎哉！

不惜倾筐倒箧而出之，嘉惠后学之心至矣。读此而犹不悟，请勿从事于此道也。随园云：人之气血，有壅滞之处，则其壮者，为痈疽。而其弱者，为劳瘵。余尝佩服以为名言。今读此论，与二语正相合。定州杨照藜素园

或又曰：经言邪之所凑，其气必虚，亦不然乎？曰：人身气血，原有强弱，强者，未必皆寿。弱者，不^①必皆夭。正以气血虽强，设为邪凑，而流行愆度，似乎虚矣。不去其邪，则病愈实而正愈虚，驯致于死，虽强而夭折矣。气血虽弱，不为邪凑，则流行不愆，不觉其虚，即为邪凑，但去其邪，则病不留，而正自安，虽弱亦得尽其天年矣。试看勇如贲育之人，身躯不觉其重大者，以正气健行不息也。卒受痧邪，亦遂肢冷脉伏告毙者，以气为邪闭，而血肉即死也。所谓邪之所凑，其气必虚者，当作如是解。凡治此证者，将急开其闭，以宣通乎。抑从而下石，更投补塞乎。不但痧证尔也。凡病未去而补之，则病处愈实。未病处必愈虚，以未病处之气血，皆挹而注于病处也。盖所谓补药者，非能无中生有，以增益人身气血也。不过具衰多益寡，挹彼注此之

① 不：醉六堂本作"未"。

能耳。平人服之，尚滋流弊，况病人乎？故经言不能治其虚，焉问其余。夫既虚矣，尚曰治而不曰补，可不深维其义乎？不但治人尔也。治家者，若以积财为务，有入而无出，甚则坎土穴墙以藏埋之。是故一人小积，则受其贫者百家。一人大积，则受其贫者万家。虽然啬者之积财，以为久聚而不散矣。祸灾之来，兵寇之攻，取百年之财，一日而尽之，安见其果不出也。治国者，若以积财为务，必至四海困穷，天禄永终。是天下之财源，如人身之气血，俾得流通灌注，病自何来？故因论霍乱而并及之。

吾叔于道光间，辑裕后须知书，以励末俗。因采魏昭伯奢啬说一条，颇招訾议。讵十余年来，其言辄应，可慨也已。至于治虚，尤独擅一时。忆丁巳春烈年二十七，在上海患吐血，诸医用清火补阴等药，久治不瘳，势濒于殆。返杭求诊，投大剂参芪，数服而痊。迄今无恙，且茁实胜于曩时，虽流离播越，尚能胜任也。今读此论，谨书以识感佩之忱。绍武

今夏先生来申，适谟患身热、便泻、口干。幸能纳食，仍强起任事。先生察脉弦大。曰：此忧劳过甚，元气大亏之证也。投大剂参、术[①]、苓、草、防、芍、橘、斛、木瓜，旬日而痊。即旋里省亲，逾月抵沪，患寒热。先生视为暑湿类疟，授清化药，四贴霍然。但觉疲惫，仍以参、芪、甘、柏等峻补而瘳。治虚独擅一时，岂不信哉？归安陈廷谟半樵

二忌姜糖。徐氏云：如有暑邪，姜断不可用。谁[②]与芩、连并行，亦不可也。况独姜汤乎？惟初起夹寒者，或可量证略用些须。糖助湿热而腻滞满中，误用之，反为秽浊之邪竖帜矣。不但

---

① 术：原作"茯"，据光绪丁亥本及文义改。
② 谁：醉六堂本、光绪丁亥本作"虽"。

增其呕吐已也，推而至于枣子、龙眼、甘草，一切甜腻守滞之药，类可知矣。

三忌热汤、酒醴、澡浴，此三者，皆驱寒之事也。寒伤形，则客邪在表，饮以热汤酒醴，或暖房澡浴，皆可使寒邪从汗而解也。故表散寒邪之药，每佐甘草、姜、枣之类。俾助中气以托邪外出，亦杜外邪而不使内入。若暑湿热疫秽恶诸邪，皆由口鼻吸入，直伤气分，而渐入营分。亟宜清凉疏沦，俾气展浊行，邪得下走，始有生机。不但辛温甘腻一概忌投，即热汤酒醴澡浴，皆能助热焰之披猖，不可不严申厉禁也。

四慎痧丸。痧药方最多，而所主之证不一。有宜于暑热病者，有宜于寒湿病者，岂可随便轻尝耶？更有不经之方，群集猛厉之品，杂合为剂。妄夸无病不治，而好仁不好学者，广制遍送，间有服之亦效者。大抵皆强壮之人，风餐露宿为病也。概施于人，多致轻者重，而重者死矣。故服药难，施药不易。必也择方须良，择药须精。刊列证治，须分寒热，实心实力行之，斯有功而无弊焉。如酷暑烈日之中，路途卒倒者，虽不可以霍乱、痧胀名之，而其病较霍乱、痧胀为尤剧。设以泛泛痧药治之，每致不救。或口鼻出血而死，此为暑邪直入心包络，必以紫雪灌之始效，然此药贵重难得，有力者能备以济世，必有善报也。凡阴虚内热之人，或新产血去，阴伤之后，酷热之时，虽不出户庭，亦有患此者，余见屡矣。详三篇《梦影》中。

五慎延医。医之用药，犹将之用兵。食禄之将，尚鲜其良。谋食之医，宜乎其陋。然十室之邑，必有忠信如某者矣。语云：为人子者，不可不知医，要在平时留意，知其有活人之术，而非道听途说者流，则有病时，方可以性命托之。知其有用兵之才，而非惜死爱钱之辈，则有寇时，方可以土地人民托之。噫！难矣。

六慎服药。选医难如选将，选得矣。或徒有虚名而无实学，或饱学而非通才，或通才而无卓识，或见到而无胆略，或有胆而少周详。皆不足以平大乱，愈大证也。故服药如出师，圣人以战疾并慎也。然则如何而可服其药耶？但观其临证时，审问精详，心思周到，辨证剀切①，方案明通，言词慷爽近情，举止落落大方者，虽向未谋面之人，亦一见而知为良医矣。其药可服也。

七宜凉爽。霍乱、痧胀流行成疫，皆热气、病气酝酿使然。故房中人勿太多，门窗勿闭，得气有所泄也。盖覆勿厚，总以病人不觉冷为度。昧者不知，强加衣被，而致烦躁昏瞀者，甚多也。如楼居者，必移榻清凉之所。势剧者，宜铺席于阴凉干燥泥地上卧之，热气得土而自消也。凡见路途卒倒之人，纵无药赠，但能移之阴处，即是一服清凉散也。吐泻秽浊，随时扫除净尽。毋使熏触病人与旁人，医来时尤宜加意。否则臭难向迩。如何息心静气以辨证耶？

八宜镇静。凡患急证，病人无不自危，旁人稍露张皇。病者逆谓必死，以致轻者重，而重者遂吓杀矣。盖人虽寿至百龄，未有不贪生畏死者，此人之情也。故近情之医，虽临危证，非病人耳聋者，必不当面言凶。亲友切勿交头接耳，以增病人之惧。妇女更勿颦眉掩泪，以致弄假成真。

九宜泛爱。凡患急证，生死判乎呼吸，苟不速为救治，病必转入转深。救治而少周详，或致得而复失，骨肉则痛痒相关，毋

---

① 剀（kǎi 凯）切：切中事理。

庸勉强。最苦者，贫老无依，经商旅贾，舟行寄庑^①，举目无亲。惟望邻友多情，居停尚义，解囊出力，起此危痾。阴德无涯，定获善报。

十保胎孕。凡怀妊于夏月而陡患腹痛者，虽在临盆之际，先须握其手而指尖不冷，抚其额而身不发热者，方是将娩之疼。否则即是痧患。而痧药类多妨孕，概勿轻试。余每以晚蚕沙及雪羹治之，无不立效。夹寒者，紫苏、砂仁、香附、橘红之类可用。设患霍乱重证，先取井底泥，傅^②心下及丹田，再用卷而未舒之嫩荷叶，焙干五钱，蚌粉减半共研，新汲水入蜜调服三钱，并涂腹上，名罩胎散。若系寒霍乱，用伏龙肝研末，水和涂脐方寸，干即再涂。服药尤须加慎，一切伤胎之品，均不可用。回阳膏亦不可贴。

附妊娠药禁

《便产须知》云：蚖青斑蝥水蛭与虻虫，乌头附子及天雄，野葛水银暨巴豆，牛膝薏苡并蜈蚣，三棱莪术赭石芫花麝，香大戟蛇蜕黄雌雄，砒石火芒牙硝大黄牡丹桂，槐花子同牵牛皂角同，半夏制透者不忌南星胆制陈久者不忌兼通草，瞿麦干姜桃仁木通，硇砂干漆蟹爪甲，地胆茅根与䗪虫。

《本草纲目》云：乌喙侧子羊踯躅，藜芦茜草厚朴及薇衔，檽根菵茹葵花子，赤箭莔草刺猬皮，鬼箭红花苏方木，麦蘗常山蒺藜蝉，锡粉硇砂红娘子，硫黄石蚕共蜘蛛，蝼蛄衣鱼兼蜥蜴，

---

① 庑（wǔ 五）：堂下周围的走廊、廊屋。
② 傅：附着。

桑蠹①飞生及樗鸡，牛黄犬兔驴马肉，鳅鳝虾蟆鳖与龟。

《潜斋丛书》云：甘遂没药破故纸，延胡商陆五灵脂，姜黄葶苈穿山甲，归尾灵仙樟脑续随，王不留行龟鳖甲，麻黄川椒神曲伏龙肝，珍珠犀角车前子，赤芍丹参益母射干，泽泻泽兰紫草郁金，土瓜根滑石自犀角至此，虽非伤胎之药，然系行血通窍之品，皆能滑胎，非坚实之体，不可轻用及紫葳即凌霄花。

猛厉之药，皆能伤胎，人犹知之。如薏苡、茅根、通草、厚朴、益母之类，性味平和，又为霍乱方中常用之品，最易忽略，不可不加意也。

十一产后。丹溪一代宗工，乃谓产后宜大补气血为主。虽有别证，从末治之。景岳已辨其非矣。而俗传有产后宜温之说，不知创自何人，最为悖谬。夫产后阴血尽脱，孤阳独立，脏腑如焚，经脉如沸，故仲圣专以养血消瘀为主。而石膏、竹茹亦不禁用。若夏令热产，虑感暑痧，无病者，万勿轻尝药饵。不但生化汤不可沾唇，虽沙糖酒亦须禁绝。设有腹痛，未审是否兜痧。惟六一散最为双关妙药。若明系痧证，或患霍乱者，按常法治之。如果热炽毒深，不妨仍用凉化。如无虚象，勿以产后而妄投补药。如无寒证，勿以产后而妄施热剂。魏柳洲云：近时专科及庸手，遇产后一以燥热温补为事，杀人如麻。故治产后之痧邪霍乱者，尤当兢兢也②。

十二善后。凡霍乱吐泻皆止，腿筋已舒，始为平定。若暴感客邪而发者，即可向愈。口渴，以陈米汤饮之。知饥，以熟芦

---

①桑蠹（dù度）：寄生在桑树上的一种虫。

②也：醉六堂本下有小字"夏令产后，若不感时疫，生化汤不可不服，惟干姜宜减用而加以生藕汁较妥。果盦"。

菔、熟凫茈，或煮绿豆，或笋汤煮北方挂面啖之。必小溲清，舌苔净，始可吃粥饭、鲫鱼、台鲞之类。油腻、酒醴、甜食、新鲜、补滞诸物，必解过坚矢，始可徐徐而进。切勿欲速，以致转病。若因伏邪而发者，未必速愈，证势虽平，尚多枝节，否则肢未全和，或热不遽退。胸犹痞闷，苔色不化，溺涩不行，此皆余热逗留。或治未尽善，亟宜清涤余邪，宣通气道。勿以其不饥不食，而认为吐泻伤元，妄投补滞。勿以其神倦肢凉，而疑作寒凉过度，妄进辛温。良由深伏之邪，久匿而不能尽去也。仍宜以轻凉清肃之品，频频煎服。俾其疏沦，自然水到渠成，待得知饥，然后以饮食如前法消息之，自愈。其果因过服寒凉而便溏不已者，必溺清不渴，可以资生丸调治之。方见四篇。

此段皆名言也，因善后不得法，误事者，甚多，须熟复[1]。初思食时，余尝用盐调藕粉，似亦颇妥，陈米汤亦不若绿豆汤为稳。谢城

干霍乱痛止为平，苔净口和，便坚溺澈为痊，饮食消息之法同上。

寒霍乱轻者，得平即愈。但节饮食，慎口腹可也。重者，多兼正虚，一俟阳回，热药不可再投。但宜平补元气，如液伤口燥者，即须凉润充津。盖病或始于阳虚，而大下最能夺液，不知转计，必堕前功，饮食调理，亦凭苔色便溺而消息之可也。阳回之后，热剂不可再投，知之者甚鲜。因过剂而误事者亦时有之，此段语亦甚精当。谢城

---

[1] 熟复：反复熟习。

守险

霍乱时行，须守险以杜侵扰。霍乱得愈，尤宜守险以防再来。昧者，不知，徒事符箓，以为拥兵自卫之谋，良可慨已。纵恣如常，效彼开门揖盗之愚，尤可笑也。苟欲御乱，略陈守险之法如下。

一人烟稠密之区，疫疠时行，以地气既热，秽气亦盛也。必湖池广而水清，井泉多而甘冽。可藉以消弭几分，否则必成燎原之势。故为民上及有心有力之人，平日即宜留意。或疏浚河道，毋使积污。或广凿井泉，毋使饮浊。直可登民寿域，不仅默消疫疠也。此越险守疆之事，为御乱首策，非吾侪仰屋而谈者，可以指挥而行也。

一当此流离播越之时，卜居最宜审慎。住房不论大小，必要开爽通气，扫除洁净，设不得已而居市廛湫隘①之区，亦可以人工斡旋几分，稍留余地，以为活路，毋使略无退步。甘于霉时受湿，暑令受热，平日受秽，此人人可守之险也。无如贪夫徇财，愚夫忘害，恬嬉②泄沓，漫无警省。迨挥霍撩乱，突如其来，手足无措矣。

一昔范文正公每就寝，则思一日之食，与所行之事，能相

---

① 市廛（chán 缠）湫（jiǎo 搅）隘：指街道狭窄，店铺低矮。市廛，商店多；湫，低洼；隘，狭窄。

② 恬嬉：嬉戏逸乐。醉六堂本作"嬉玩"。

准否。虽朝齑①暮盐，贫不能自给，而每慨然忧天下之忧。以其志行磊落，足以纪纲人道，而岂腆然为饮食之人哉？呜呼！此六十四字，为故人宜春袁莲帀布衣跋，余《饮食谱》之绝笔也。跋未竟，未便刊于谱，故列以为霍乱守险之一策。因近人腹负者多，厚味腊毒，脏腑先以不清。故秽浊之邪，易得而乘之，同气相求，势所必然之事。若能效法先贤，不徒为饮食之人，以其余资，量力而行疏河凿井，施药救人，敛埋暴露，扫除秽恶诸事，不但保身而杜病，吾闻积德可回天，不仅可御霍乱也已。

一祖父家训，不许供设神像，遵圣人敬而远之也。余性尤不佞佛，生长钱塘，天竺山未尝一到。虽食贫居贱，而最恶持斋之说。先慈闻而责之曰：儿自命通脱，何亦效迂儒口吻乎？夫澹泊自甘者，有几人哉！虽以圣贤言行教之，其如从而勿改何？盖愚人必动之以祸福，惕之以报应。而始畏慕勉行也，故具不得已之苦心者。假神道以设教，创持斋之日期，诱而掖之，斡旋不少。试看疫疠流行之际，僧尼独鲜死焉？此其明效也。余敬听而识之，屡试不爽。益叹母训之非诬，故夏月款客。惟用海味干肉鱼虾之类，间或为宾，托言茹素，亦藉以节主人之费。虽伎席忧觞曩时未赴②，但择轻清者而食之。追忆生平未患痧证，敢以此法，公诸同世③。

一造酒曲者，必取诸草汁，以和米蘖④而成。凡草初出之两叶尖者属阳，性烈而味辛，可以造曲。初出之两叶圆者，属阴，

---

① 齑（jī 机）：指姜、蒜、韭菜碎末。
② 虽伎席忧觞曩时未赴：醉六堂本无此句。
③ 世：醉六堂本此下有"共享太和之福也"。
④ 蘖（niè 聂）：生芽的米。

性凉而味酸或苦，皆不中用也。故酒性纯阳，大冷不冰，造酒之屋，木尚渐腐，生物酒浸，皆能渐熟。不但能腐人肠也。然严寒之令，略饮可御风寒、卒犯飞尸，温服可祛阴气。若纵饮无节，未有不致病者。又惟夏月为尤甚，宋刘元城先生云：余初到南方，有一高僧教余，南方地热，而酒性亦热。况岭南烟瘴之地，更加以酒，必大发疾。故余过岭，即阖家断饮，虽遍历水土恶劣，他人必死之地。余阖家十口皆无恙，今北归十年矣。无一患瘴者，此其效也。苏文忠公云：器之酒量无敌，今不复饮矣。观此则妄人所谓酒可以辟瘴疫者，岂非梦呓。夫瘴疫皆是热浊秽毒之气所酿，同气相求，感受甚易，且酒之湿热，久蓄于内，一旦因邪气入之而并为一家，其势必剧，其治较难，其愈不易，纵性耽曲蘗，甘醉死而不辞者，夏令必须戒饮，或不屈死于挥霍撩乱之中也。

一颐生之道，《易经》始发之。曰：节饮食。孔子曰：食无求饱。应休琏云：量腹节所受。陆放翁云：多寿只缘餐饭少。《随园诗话》云：不饱真为却病方。盖饥饱劳逸，皆能致疾，而饱暖尤为酿病之媒，故神农氏播谷之余，即收药味。有熊氏垂裳之际，聿著方书，而世俗罕知，因强食致病者，不胜缕述。缘人身之气，贵乎周流无滞，则浊降清升。虽感客邪，亦潜消默化，而不能留着为病。惟过饱则胃气壅塞，脾运艰迟，偶吸外邪，遂无出路，因而为痧胀成霍乱者最多。故夏令不但膏粱宜屏，虽饭食且然。况无故喜服参药，妄食腻滞之物，如龙眼、莲子以图补益，而窒塞其气机哉。设犯痧秽之邪，多致不救。今夏有诸暨余小坡进士，审难来申，与余亲家褚子耘茂才比屋而居，亦知医。为人视病归，啖莲子一盏毕，即觉不舒，寻即吐泻转筋，欲请余诊而不及。以邪气得补，无从宣泄，逼其深入。故告危如此之速，犹之贼来而自弃其险，闭城以待毙也。嘻！可悲已。

过饱不可，过饥亦不可，不饱非饥之谓，宜知之。谢城

一鳗鳝，性热助阳。鳖，性寒滋阴。然或有毒者，夏令更有蛇变者，尤勿轻尝。即无毒者，其质味浓厚，腻滞难消。如吸外邪而误食之，皆难救治。市脯尤觉秽浊，咸宜杜绝。

因食鳗鳝而霍乱者，余见甚多。谢城

一瓜果冰凉等物，虽能涤热，过食骤食，既恐遏伏热邪，不能泄越。又虑过度，而反为所伤，并宜搏节为妙。若口不渴，汗不出，溺不赤者，诸冷食皆在所忌也。

一冬夏衣被过暖，皆能致病，而夏月为尤甚。既因暖而致病矣，或又因病而反畏寒，以热郁于内，而气不宣达也。再加盖覆，则轻者重，而重者即死矣。竟有死已许久，而旁人未知者，年来闻见甚多，此如开门揖寇，城已陷。或有尚在梦中而不觉者，可叹也已。亦勿过于贪凉，迎风沐浴，夜深露坐，雨至开窗，皆自弃其险，而招霍乱之来也。不可不戒。

一食井中，每交夏令，宜入白矾、雄精之整块者，解水毒而辟蛇虺①也。水缸内，宜浸石菖蒲根、降香。

一天时潮蒸，室中宜焚大黄、茵陈之类，亦可以解秽气，或以艾搓为绳，点之亦佳。

一用川椒研末，时涂鼻孔，则秽气不吸入矣。如觉稍吸秽恶，即服玉枢丹数分，且宜稍忍饥，俾其即时解散，切勿遽食，尤忌补物，恐其助桀为虐，譬奸细来，而得内应也。

---

① 虺（huǐ 悔）：古书指一种毒蛇。

一无论老少强弱之人，虚实寒热之体，常以枇杷叶汤代茗，可杜一切外感时邪，此叶天士先生法也，见《医案存真》。然必慎起居，节饮食，勿谓有叶先生法在，诸可废弛也。

一无论贫富夏月宜供馔者，冬腌干菜、芦菔、芹笋、凫茈、丝瓜、冬瓜、瓠瓤①、豇豆、紫菜、海带、海蛇、大头菜、白菜、甜菜及绿豆、黄豆所造诸物，人人可食，且无流弊。肉食者鄙，焉知此味。呜呼！苟能常咬菜根，则百事可做。岂但性灵不为汩没，足以御挥霍撩乱之灾乎。

挥霍撩乱，突如其来，集饷征师，动需时日，莫若乘其初发，何难一击而平。爰备载伐毛、取嚏、刮焠、刺拓、急救诸事宜于前，复详侦探、策应、纪律、守险、诸机要于后。虽妇竖一览，咸知剿御之方，既可各保身家，而疠气莫能张其焰，或可不蹈兵马过，篱笆破之谚也。故列治法第二。

---

① 瓠瓤（hùlú 护卢）：同"葫芦"，即瓠瓜。

第三医案篇

南针 ①

张戴人曰：泰和间，余见广济院僧病霍乱，一方士用附子、干姜同煎，放冷服之。服讫，呕血而死。如此而死，必是暑证。泗溪云：暑证忌姜，虽与连芩同用，亦有大害。况与附子同行，祸更烈矣。顷合流镇李彦直，中夜忽作吐泻，自取理中丸服之。泗溪云：此是寒霍乱之方，百不得一。误用者，害不旋踵。医至，谓有食积，以巴豆药三五丸下之，亦不动，至明而死。纵有食积，何必下以巴豆。遂平李仲安，携一仆一佃客至偃城，夜宿邵辅之家，是夜仆逃，仲安觉其逸也，骑马与佃客往临颖追之。时七月天大热，炎风如箭，埃尘漫天，至辰时而还。曾不及三时，往返百二十里，既不获其人，复宿于邵氏斋。忽夜间闻呻吟之声，但言救我，不知其谁也。执火寻，乃仲安之佃客也。上吐下泻，目上视而不下，胸胁痛，不可动摇，口欠而脱臼，四肢厥冷，此正风湿暍三者俱合之证也。夜行风大，兼感凉气，乘马疾驰，更挟劳瘁。其婿曾闻余言，乃取六一散，以新汲水，锉生姜调之，顿服半升。其人复吐，乃再调半升，令徐服之，良

---

① 南针：因能指示方向，故常用来比喻正确的指导和准则。

久方息。吐证服药，往往不受，必徐徐服，始合法也。至明又饮数服，遂能起，生姜不煎，但锉入新汲水中而调六一散，取其微辛佐甘凉之剂，以解风暑而清湿热，略无助火之弊，可为用药之法。调养三日平复。先清外感，而后调其劳瘁之伤，可为治病之法。

罗谦甫治一蒙古，因食酒肉潼乳[1]而患霍乱，从朝至午，精神昏愦，脉皆浮数，暑邪未去。按之无力，所伤之物已出矣。正气已虚。即以新汲水调桂苓白术散，徐徐服之，妙。随作地浆水，澄取清者一杯，再调服之，尤妙。吐泻遂止。次日微烦渴，与钱氏白术散，时服而愈。脉证如是，而所伤之物已出，则知中气伤残，暑邪未解，故用补正清邪之治。凡虚人受暑而病此者，即以是案为法可也。其理中、四逆等方，皆治阴寒致病，非治暑也。此等界限不清，亦何足以言医耶。

又治提举公，年近八十。六月间患霍乱吐利，昏冒终日，不省人事，暑邪内扰。脉洪大有力，一息七八至，火势冲激。头热如火，邪热上僭，不是戴阳。足冷如冰，肺气不降，非下虚也。半身不遂，胃气大乱，不能束骨利机关。牙关紧急。热入阳明之络，不是中风。遂以甘露散泻热补气安神明，加茯苓以分阴阳，冰水调灌，渐渐省事，而诸证悉去。后慎言语，虚证最要。节饮食，诸病宜尔，无病人亦宜尔。三日，以参术调中药理正气，十日后方平复。

汪石山治一人，年三十余，形瘦弱，忽病上吐下泻，水浆不入口七日，自分死矣。未服燥热药，犹可不死。诊脉八至而数，曰：当夏而得是脉，暑邪深入也。提举以八十之年而脉八至。此人七日不进水浆，脉亦八至，若非明眼，必以为虚矣。吐泻不纳水谷，邪气自盛也。遂以人参白虎汤进半杯，良久复进一杯。徐进可法。觉稍安，三服

---

① 潼乳：马奶酒。

后，减去石膏、知母，而人参渐次加至四五钱。操纵有法。黄柏、橘皮、麦冬等，随所兼病而佐使，制剂有法。一月后平复。暑盛元伤之治，此案可法。

一仆夫，燕京人，纵酒，饮食无节，病霍乱吐泻转筋，烦渴几殆。时六七月，淋雨昼夜，饮檐溜水数升而安。贫而无人服侍，得饮此而愈，余亦曾见一人如是，后生六子，起家致富，孙曾绕膝，寿至九秩而终。若富贵人患此，则每为温补药所误也。《千金方》云：轻者水瘥，良然良然，古人岂欺我哉。此偶合古方。余目击其事，后路途中，及六合县，见一人服新汲井水良愈。凡暑热病渴喜冷饮者，但以新汲水或冬雪水徐徐饮之，皆能向愈，不但霍乱为然也，今人虽明知其患热，而尤禁冷饮，何耶？

一人病霍乱，欲吐不吐，欲泻不泻，心腹疼痛，脉之沉伏如无，痛脉每如是。此干霍乱也。急令盐汤探吐宿食痰涎碗许，遂泻，上窍得开，下窍自通。但得吐泻，即可治矣。与六和汤愈。

孙文垣治程氏子，先醉酒，后御色 [①]。其平素纵恣贪凉可知矣。次早，四肢冷，胃脘痛极，脉仅四至。或以郁火治，投以寒凉，痛更甚。三日前所食西瓜，吐出未化，伤冷已甚。乃翁以为阴证伤寒，今人凡闻病犯房事者，虽不伤冷食，亦谓之阴证伤寒，辄以丁附姜桂杀之，可惨也已。欲用附子理中汤，不决。此翁颇虚心，故乃郎有命。逆孙视之，面色青惨，叫痛而声不扬，坐卧烦乱，是霍乱兼蛔厥证也。先当止痛安蛔，后理霍乱，可免死也，迟则误事矣。急用醋炒五灵脂三钱，苍术一钱五分，乌梅三个，川椒、炮姜、桂心各五分，水煎饮下，痛减大半。恣啖生冷，复伤于酒，更误于寒凉之药，故以温胃安蛔得效。下午以大腹皮、藿香、半夏、橘皮、山楂、茯苓、五灵脂，

---

① 御色：醉六堂本作"入房"，下同。

两帖全安。仍以和中化滞，理其脾胃而愈。御色一端，略不置议，洵可法也。

江篁南治从叔于七月间得霍乱证，吐泻转筋，足冷多汗，囊缩。一医以伤寒治之，增剧。庸工常技。江诊之，左右寸皆伏不应，上下痞塞，故脉伏而微。尺部极微，口渴欲饮冷水，足冷囊缩，似属厥阴，口渴，亦似少阴引水自救，何以辨之？曰：直中阴湿无转筋多汗证，若少阴头有汗则死矣。乃以五苓散与之。此治伤寒霍乱有表证之方，江氏不察，泥于热多欲饮水句而误也。此时如用桂苓甘露饮则得矣。觉稍定，向午犹渴，囊缩乃暑热入于厥阴，故口渴欲饮冷，非伤寒也，而与伤寒药，渴何能已。以五苓加麦冬、五味、滑石投之，始知为暑热矣，仅加麦冬、滑石，不足蔽辜，而五味酸温，尤不宜用。更以黄连、香薷饮冷进一服。前方拘泥俗说，妄用五味，不知服后何如，忽进此剂，殊属可笑。次早，脉稍出，按之无根，且人脱形，连投温燥，又以香薷升散，宜乎如是。呃忒，手足逆冷，饮食入口即吐，桂术五味香薷等药见效矣。大便稍不禁。为灸丹田八九壮，囊缩稍舒，手足稍温，伏热得火灸，已有流行之势。继以理中汤二三服。茫无头绪，若江氏者，可谓蔽于古而不知今者也，气液两伤，岂可再服此汤。渴犹甚，咽疼，热不解，时或昏沉。理中汤又见效矣。可见囊缩不是虚寒也。乃以竹叶石膏汤，焦头烂额之客。投之而愈。此案江氏初治，原知为热，止因泥古，遂致一误再误，迨哕吐形脱之时，又不知清补兼施，而艾灸理中，几至溃败。幸而不用附子，故末著尚能挽救，然亦危矣，读者鉴诸。

江少微治一妇人，六月中旬，病霍乱吐泻转筋，一医投藿香正气散，此治袭凉饮冷兼寒湿而成霍乱之方。加烦躁面赤，揭衣卧地。藿香正气散，温散之剂也。尚不可误施于暑热霍乱，故误投附桂者，每见下咽即昏沉厥冷，浑身青紫而死，医者犹谓阴盛已极，此等大热之药，尚不克救。再遇此证，仍以此法投之，至老不悟，而死者之冤，亦无从诉。此余之所以述霍乱转筋诸治法为世告也。江诊之，脉虚无力，身热引饮，此得之伤暑，宜辛甘大寒之剂，泻其火热，以五苓散加滑石、石膏。吐泻定，再与桂苓甘露饮而痊。暑热为病，脉多虚微涩弱，弦细芤迟，以热伤气也。甚至隐伏不应指，或两尺绝无，皆邪滞经络，上下格拒使然。不可误认为虚寒也。亦有脉因火煽而反洪大滑数异常者。此霍乱所以无一定之诊，临病极宜善审也。

陈三农治一妇，暑月方饭后，即饮水而睡，睡中心腹痛极，肢冷上过肘膝，欲吐利而不得吐利，疼痛垂死，六脉俱伏。令以藿香正气散煎汤探吐。一吐减半，再吐而安。此停食饮冷睡卧当风而成干霍乱也，以对证之剂引吐，又合机宜，不必拘守盐汤一法也。

缪仲淳治高存之家仆妇患霍乱，以砂仁一两，炒研，盐一撮，沸汤调，冷服一剂愈。此治夏月贪凉、脾胃不和之轻证也。冬月感寒患此亦可用，但宜温服，余尝自验。伤冷物者，加吴茱萸。

张石顽云：一少年新婚，陡然腹痛麻瞀。《医通》谓之番痧，即干霍乱之因热者。或令饮火酒半杯，此必疑其为阴证也，而不知少年新婚，最多火证，何耶。以不论贫富，冬夏衣被皆新，而合欢成礼，劳则火生也。腹痛转剧，旋增颅胀，身发红点，热毒得酒愈炽，若不急从清解，必七窍流血而死。与芦根汁，解酒毒而清热。得吐痛解。复有鼻衄，口燥，胸腹略见红斑。血分热极。啜童子小便稍安。清营妙品。又浓煎葱豉汤，宣解恶气秽毒之圣药。仍入童便，续续与之，得大吐汗出而痊。

叶天士治一人霍乱后，中气大虚，肝风内动，心中空洞，身痛肢浮，用异功散加木瓜、姜、枣。按此以培中制木之剂，而为霍乱善后之治，最可法也。若见身痛肢浮，而误用表散之品，则内风愈动，脾土重伤，因而致殆者多矣。夫霍乱固是中焦土病，而土病多由木侮，故虽治寒霍乱，必首察厥阴之动静。倘其人肝阴素亏，内风暗动者，姜附等极宜慎用。即当用者，亦须妥为驾驭，毋使过剂。设或无节，虽不似热霍乱之立时殒命，亦必增剧而生枝节。试观仲圣治厥阴下利之用白头翁汤，其义自明。盖厥阴虽当两阴交尽，而具合晦朔之理。阴之初尽，即阳之初生，其本阴，其标热，其体木，其用火，是以独称刚脏。而爵以将军，顾名思义，可以悟其治矣。世有治肝气惟崇刚燥者，骤则变痉厥，缓则成关格。人但知病之日深，而不知药之所酿，并及之，以为医家病家两鉴焉。

怀抱奇治一男子，恣饮梅水，吐泻无度，手足厥逆，面色惨晦，声音不出，而脉沉伏，小水点滴不通，服药入口即吐，医告技穷。余思梅味酸主收，故小便癃闭。而果得麝则败。麝又香窜走窍，乃取麝半入脐中，半入鼻孔。病者即以手拂其鼻曰，此何物也？少顷，小水大下二三行，忽如醉而醒，梦而觉，越日索粥渐安。此无外因者，故但以败果通窍即能奏效，其巧思正不可及也。

童杙庐治陈氏妇，盛夏病霍乱吐泻，腹中疼痛，四肢厥冷，冷汗溱溱，转筋戴眼，烦躁大渴，喜冷饮，饮已即吐，六脉皆伏。虽曰霍乱，实脏厥也。经云：大气入脏，腹痛下注，可以致死，不可以致生，速宜救阳为急，迟则肾阳绝矣。以四逆汤姜、附各三钱，炙甘草、吴茱萸各一钱，木瓜四钱，煎成冷服，日夜连进三剂。四肢始和，危象皆退。口渴，反喜沸汤，寒象始露，即于方中佐以生津存液之品，两服而安。按：此案论证用药，皆有[1]卓识，其真谛全在喜冷饮，而饮已即吐，及服热药后，反喜沸汤也。设能受冷饮者，即为内真热而外假寒。然热证亦有胸下格拒不通，虽喜冷饮，饮已仍吐，必细细呷之，始能受也。亦有痰湿内盛，虽渴而喜热饮者，皆不可误认为寒也。故必辨舌苔之

---

① 有：醉六堂本作"具"。

色泽，验小水之有无，始无遁情。案中未及，尚欠周详。且大气入脏，非人人共患之疫，而疫气流行之际，亦间有此一证。故医者必议病而用药，毋执方以杀人，是乃仁术。

倪姓患霍乱吐泻，审知始不作渴，四肢不逆，脉不沉细，易治之证。一医用大顺散两帖，渐至于此。因见四逆，复加附子，脉证更剧。我见实多。童曰：此病一误再误，命将殆矣。若果属寒，投热病已。今反四逆，脉转沉细欲伏，乃酿成热深厥深，与热邪传入厥阴者，何异？辨证中肯。即以竹叶石膏汤，人参易西洋参，是。加黄连、滑石，两剂而安。同时有陆姓患此，医用回阳之剂，日夜兼进，岂真欲其速死哉，纸上谈兵，读书无眼者，往往如是，不仅粗工尔也，我见亦多。厥逆烦躁日增。病人欲得冷水，禁绝不与。可恨可叹。甚至病者自起，拾地上痰涎以解渴，可惨可怜。迁延旬日而死。能延旬日，则欲得冷水时，若能转计，犹可活也。噫！即使真属阴寒，阳回躁渴如是，热药之性，郁而无主，以凉药和之，病亦立起，不学无术，曷胜浩叹。

凉药和之妙理未经人道。谢城

张氏女，夏月患霍乱，医用姜、附、藿、朴、茱、连等药，呕吐虽止，腹痛不已，而痢五色。至第八日，童诊脉细数，沉部有力，两目罩翳，舌绛唇红，胸膈烦懑，口渴引饮，是暑秽之毒，扰乱中宫而病霍乱。苦热虽能开郁止呕，毕竟反助邪势，致变五色毒痢。此暑毒尚不甚重，而兼湿邪，故仅变五色毒痢，若无湿而暑毒重者，早不救矣。与子和桂苓甘露饮加黄连、银花、黑豆，两服翳退，而诸恙递减，胃亦稍苏。因畏药不肯再服，余谓余邪未净，留而不去，戕害脏腑，必转他病。乃与三豆汤加甘草频饮而愈。

汤芷卿曰：常州伍某，素壮健，方啖饭，忽呼痛倒地，云胸膈如刀割，群医莫治，阅三日，恹恹待毙矣。一老人过问病情，令磨陈墨汁与啜，痛立止。病如失，因问是何证也？曰：记少时邻人患病类此，一老医以此法治愈，云误食天丝毒也。想墨汁无害，故令试之，不料其果合耳。此证虽罕，设有之，人必以为干霍乱耳，故采之以广闻见。

固始有人于元旦食汤圆讫，方出门贺岁，忽腹如火烧，痛不可忍，晕绝仆地，移时稍苏，而号痛声彻四邻。诸医皆云：脉细如丝不治，痛极脉多细伏。越日，门外来一丐僧，家人辞以有病。僧云：何不问我？家人苦无策，姑令入。僧一望即曰：是误食蛇精也。神乎伎[1]矣，世有饱读医书而不识一证，自命为儒医者，人因信其学问而并信其医，彼此贸贸。虽曰杀人而不悔悟，宜乎畸人逸士之晦迹以遁也，可慨也夫。于破囊中取药一丸，以水研灌，移时病者起，呕如雀卵者数枚。僧云：未也，复呕秽狼藉，出一物如鸡子大。僧曰：是矣，剖视乃血裹中蟠一小蛇，见人遽动，作势上下，病已若失，举家惊服。我亦拜服。叩其所以，云：多年陈谷，蛇交其上，余沥黏着，误入腹中，乃成此物。少停即洞胸腹出矣。僧径裹蛇而去。按：挥霍撩乱，已不易平，必辨阴阳，始能奏绩。此证虽非霍乱，而病来迅疾，俨似食滞之干霍乱，且证势之撩乱，较霍乱为尤乱也。苟无破敌之才，徒有虚名之学，焉能平此大乱哉。用药如用兵，丐僧有之矣，采此以为拨乱反正者告，勿以资格用人也。凡腹中卒然大痛，在饮食后，而无别证可凭者，多系误食毒物。重用紫金丹，或玉枢丹研灌，似亦有效。

杨素园治其仲郎，壬子夏患干霍乱，身热不渴，口燥无苔，

---

①伎：通"技"。才能。《尚书·秦誓》云："无他伎。"

六脉俱伏，痛在胃脘，连及胸胁，势甚汹涌，先与地浆一碗，势少定，少顷复作，因径投大承气汤一帖，其痛即下行至脐间，又一帖痛又下行，伏于少腹右角，按之则痛，不按则与平人无异。起病至此，已历周时，思食甚急，乃以绿豆煮粥与之。食后一切如常。惟少腹右角，按之仍有小块，隐隐作痛，遂重用当归、枸杞、蒌仁，佐以桃仁、红花，少加牛膝以导之。服一时许，腹中汩汩有声，下紫黑血一块，若五寸许，而少腹之痛块若失。此病治法原出一时臆见，然竟以获痊，特录出，质之半痴，不知以为何如。按霍乱证，因于暑热者多，故感受稍重，极易入营。古人刺以泄血，及内服益母汤、藕汁、童溺，皆所以治营分之邪也。杨公子舌燥无苔而不渴，痛又及胁，必平日偶有络伤未觉，乃邪遂乘瑕而入也。承气之硝黄，并是血药，气行则瘀降，故痛得渐下。迨块在而按之始痛，且知饥能食，益见气分之病已蠲，而血分之邪尚匿。毋庸承气之直攻，改从濡化而曲导，操纵有法，余服其手眼之超。景岳谓饮食下行之道，必由少腹下右角而后出于广肠，自夸阅历而知，古人并未言及。盖渠尝治一人食面角，杂投巴豆、大黄而不效也。魏柳洲曰：就此观之，景岳平生临证，遗憾多矣。夫面角由胃入肠，既至少腹之角，岂能作痛如是。而又如拳如卵，必其人素有疝病，偶因食面而发，或兼当日之房劳，遂乃决张如是，故推荡之药不应，得木香火酒一派辛热香窜而痛始止也。至谓食由少腹下右角而后出广肠，更堪捧腹，经谓大小肠皆盘屈十六曲，则左旋右折可知，岂如筒如袋，而直下乎。嘻！按杨公子少腹右角之痛，设非乃翁卓识，医必误认食滞，特附录魏语以广其义，并为崇尚景岳者告。

山阴田雪帆明经，晋元。著《时行霍乱指迷》，辨正世俗所称吊脚痧一证，以为此真寒直中厥阴肝经，即霍乱转筋是也。初起先腹痛，或不痛，泻利清水，顷刻数十次，少者十余次，未几即手足抽掣，呕逆口渴，厥逆声嘶，脉微欲绝，舌短目眶陷，睛上视，手足青紫色，或遍身青筋硬凸如索，汗出脉绝。急者，且发夕①死。缓者，二三日或五六日而死。世医或认为暑湿，妄投凉泻。或认为痧气，妄投痧药，鲜有不毙。宜用当归四逆加吴茱萸生姜汤，水煎冷服。轻者，二三剂即愈；重者，多服几剂，立可回生，真神方也。如呕者，加制半夏三钱，淡干姜一钱。口渴恣饮，舌黄，加姜汁炒川连五分，为反佐，经所谓热因寒用也。腹中绞痛，名转筋入腹，加酒炒木瓜三钱。手足冷过肘膝，色见青紫，加制附子三钱。此证种种，皆肝经见证耳。缘坎中真阳，为邪寒所逼，因之外越，所谓内真寒而外假热也。但以脉辨之，自无游移矣。

　　寒犯厥阴而为霍乱转筋者，容或有之，岂可以概论时行之证耶？果系寒犯厥阴，而吐利汗出，则当用吴茱萸汤加减，或乌梅丸法，不当用当归四逆加吴茱萸生姜汤。以当归四逆，本桂枝汤加当归、通草、细辛，通血脉以疏肌表，非汗出脉绝之证所可轻尝。至脉不可凭，必以口渴、舌黄、喜冷饮，为辨真热假寒之确据。竟敢颠倒其说，曲为妄解，何欺人之太甚哉？书生纸上谈兵，好发想当然之议论，惑世诬民，大率类是，不可不辨也。故附录于此。

---

① 夕：原作"多"，据醉六堂本、光绪丁亥本改。

梦影

道光元年冬，金履思丈，念祖父之劳勚①，命余佐理鹾②务于婺州之孝顺街。公余之暇，辄披览医书，焚膏继晷，乐此不疲。三年夏间，主政周光远先生，年二十七，体极腴皙，登厕后，忽体冷自汗，唇白音低，金以为痧，欲进开窍等药。时余年十七，窃握其臂以诊之，脉已微软欲绝，因力排众议曰：此阳气之欲脱，非痧邪之内闭，再投香散，殆速其危也。人皆以童子何知而笑之，幸先生闻而首肯者再，仓卒不及购药，余适有琴仙妹③所贻④三年女佩姜一块，约重四五钱，急煎而灌之，即安。后用培补，率以参、芪、术、草为主。盖阳气偏虚之体也，先生甚德之，视余若弟，且逢人说项，遂以浪得虚名。癸卯为余刊治案，余愧无以报也。先生年五十岁，无疾而逝，犹是阳虚暴脱耳。无子，一女适蔡氏，其夫人年逾六旬，杭垣再陷后，未知下落，无从探访，追录是案，抱憾滋深。又癸卯冬至前一日，管椒轩大中丞，忽于溺后汗淋气短，色夺言微。余适在⑤灵隐送葬，三遣弁丁速余至署，已痧药进之屡矣，莫可挽回。凡阳气极虚之人，便溺后忽然欲脱，是急宜参附回阳之证，误认为痧，多致决裂，治

---

① 勚（yì 意）：劳苦。
② 鹾（cuó 痤）：盐。
③ 琴仙妹：醉六堂本作"戚氏前"。
④ 贻：赠给，遗留。
⑤ 在：醉六堂本作"往"。

霍乱者，须明辨之。

孝顺一仓夫，丙戌春，忽患急证，扒床拉席，口不能言，问其所苦，惟指心抓舌而已。人皆以为干霍乱，余谓干霍乱，何至遽不能言，且欲抓舌，似中毒耳。或云：同膳数人，何彼中毒，然刮之、焠之皆不验。余以夤①夜无从购药，令取绿豆二升，急火煎清汤，澄冷灌之，果愈。越日询之，始言久患痹痛，因饵草头药一服，下咽后即心闷不可耐，舌麻不能言，而旁人不知也。

一伎②自幼喜食蚕蛹，及笄③游上江者数年，久不食此。二十二岁旋杭，得与家人畅啖，正欢笑间，腹痛陡作，随地乱滚。或以为绞肠痧，亟拉余勘之，脉色皆和，非痧非食也。若以为中毒，则共食老少皆无恙。谛思之，虽以椒蒜炙熟，与人同啖。恐其中有一二枚或异者，亦未可知。蚕，动物也，与马同气，其性热，更益以椒蒜之辛。姑仿中马肉毒例治之，命吸人乳，果饮下即安。

己丑五月，天气骤热，先慈陡患霍乱，肢冷自汗，脉微苔白，腹大痛，欲重按，是中虚有素，因热而受寒侵也。进大剂理中汤加桂枝、白芍，覆杯而愈，此所谓舍时从证也。

丁酉八九月间，杭州盛行霍乱转筋之证，有沈氏妇者，夜深患此，继即音哑厥逆。比晓，其夫皇皇求治，余诊其脉，弦细以涩，两尺如无，口极渴而沾饮即吐不已，足腓坚硬如石，转时痛楚欲绝，乃暑湿内伏，阻塞气机，宣降无权，乱而上逆也。为仿

---

① 夤（yín 银）：深。

② 伎：通"妓"。歌女，舞女。《新唐书·元载传》云："名姝异伎，虽禁中不逮。"

③ 及笄（jī 机）：醉六堂本无此二字。古代特指女子十五岁可以盘发插笄的年龄，即成年。

《金匮》鸡矢白散例，而处蚕矢汤一方，令以阴阳水煎成，候凉徐服。此药入口竟不吐，外以烧酒，令人用力摩擦其转戾坚硬之处，擦及时许，郁热散而筋结始软。再以盐卤浸之，遂不转戾，吐泻渐止。晡时复与前药半剂，夜得安寐。次日但觉困极耳，与致和汤数服而痊。后治相类者多人，悉以是法出入获效，惟误服附子者，最难救疗。

此证火酒摩之时许，郁热散而筋渐舒，则转筋虽因火炽，必兼外寒郁遏而始反戾也。大抵霍乱寒热相搏者多，虽知其为寒为热，亦须反佐以治，盖即此理。谢城

郑凤梧年六十余，秋间患霍乱，凛寒厥逆，烦闷躁扰，口不甚渴。或以为寒，余察脉细欲伏，苔白而厚，乃暑湿内蕴未化也。须具燃犀之照，庶不为病所蒙。因制燃照汤与之，一饮而厥逆凛寒皆退，脉起而吐泻渐止，随以清涤法而愈。

一贵妇年少体瘦，初秋患霍乱转筋，舌绛目赤，大渴饮冷，脉左弦强而右滑大，此肝胃之火素盛而热复侵营也。以白虎汤去米、草，加生地、蒲公英、益母草、黄柏、木瓜、丝瓜络、薏苡，一剂知，二剂已。丹溪云：转筋由于血热，此证是矣。

一丁姓者患霍乱，苔色白薄而不渴，但觉口中黏腻。彼自知医，欲从寒湿治。余曰：中焦原有寒湿，所以不渴。然而黏腻，岂非暑入而酿其湿为热乎？以胃苓汤去甘术，加苡仁、川连、半夏、枇杷叶，二剂而瘳。

钱某患霍乱，自汗肢冷脉无，平日贪凉饮冷，人皆谓寒证，欲用大剂热药。余曰：苔虽白，然厚而边绛，且渴甚，头大痛，不可因寒凉致病，而竟不察其有暑热之伏也。遂以五苓去术，加黄连、厚朴、黄芩、竹茹、木瓜、扁豆，服后脉稍出，汗渐收，

吐利亦缓。即去肉桂，加桂枝、滑石、甘草，头痛吐利皆止，苔色转黄，随用清暑和中而愈。

一少年体肥畏热，因酷暑，午餐酒肉后，以席铺砖地而卧。觉即饱啖西瓜，至晚觉头重恶寒；夜分吐泻大作，四肢拘急，汗冷息微，时时发躁。黎明速余勘之，脉沉弱。予浆水散加吴茱萸、厚朴，投匕即痉，改授厚朴生姜半夏甘草人参汤，数服而愈。

陆叟年七十余，仲秋患霍乱，自服单方二三日，呕吐虽已，利犹不止，且频频作哕，声不甚扬，面赤目闭，小便不通。医云：高年戴阳，证原不治，且延已数日。纵投大剂回阳，亦恐不及。余视之，脉虽虚软，并无脱象，况舌赤而干，利下臭恶，气分伏暑，业扰及营，虑其络闭神昏，胡可再投热剂。闻所煎之药，桂气扑鼻，试之必死。迫令将药倾泼，遂以紫雪三分，用竹茹、枇杷叶、通草、丹参、连翘、石菖蒲、桔梗、黄芩、芦根煎汤，候凉调而徐服。次日复诊，目开哕止，小溲稍行。于前方裁紫雪，加石斛、苡仁，服二剂利减。能啜米饮矣。随用致和汤，十余服而瘳。

戊戌夏，倪怀周室新产数日，患呕吐泄泻，时时自汗，人皆危之。余曰：此非真霍乱也。然较真霍乱尤险，以其犯产后三禁，而脉微欲绝，亟宜峻补，迟恐无济也。予东洋参、龙、牡、芪、术、木瓜、扁豆、茯神、石英、酒炒白芍、橘皮为剂，四服而痊。

新产后用参、芪大补，而又当盛夏之时，非有真知灼见者，不能也。诚以天下之病，千变万化，原无一定之治，奈耳食之徒，惟知执死方以治活病，岂非造孽无穷，亦何苦人人皆欲为

医，而自取罪戾耶。钱塘周锓光远

此证正惟产后，放胆参、芪，犹人所能及，须看其余药，一一合拍，盖得效不仅在参、芪也。至此方可云峻补，然惯服补剂者，必嫌其轻。加鹿角、五味等，必贻害矣。古来多少佳方，为妄人加减，贻害者何限？谢城

王某久患吐血，体极孱弱。沈琴痴拉余治之，甫得渐愈，乃庚子夏酷热之时，陡患霍乱转筋，大汗如雨，一息如丝，人皆谓无生理矣。余不忍轻弃，勉用西洋参、枇杷叶、龙、牡、蚕沙、木瓜、扁豆、苡仁、滑石、桑叶、石斛、豆卷，地浆煎服之，良愈。调理旬日，仍服滋补以治宿恙。

倡女蔼金，年二十七[①]，患时疫颇危，余为治痊矣。忽又求诊，云患急痧。及察其脉甚细，而按之数紧，神极委顿，吁吁而喘，泛泛欲呕，眉锁春山，泪含秋水，腮红腹痛，舌润，口和肢楚，欲捶，指尖不冷。似房劳太过，寒袭奇经之男劳复也。然大病方瘳，或不因是，知其性情通脱，因微询曰，夜来勿过劳乎？渠谓以君善治隐曲，敢尔乞怜。既得其情，但求援手，余闻而矜之，遂以胡桃肉、破故纸、龙、牡、鹿角霜、菟丝、覆盆、枸杞、茯苓、小茴、当归、韭子为方。一剂知，二剂已。若贸贸然竟作干霍乱治，当何如耶？干霍乱而误投此法，又当何如耶？

临证如神，叙证如绘，佛心仙手，其言蔼然。而一片灵光，传之纸上，效颦不易，洵是天才。仁和胡耀曾荣甫

戚媪者，年六十余矣。自幼佣食于杭州黄莲泉家，忠勤敏干，老而弥甚，主仆之谊，胜于亲戚也。壬寅秋，患霍乱转筋。

---

① 倡女蔼金年二十七：醉六堂本作"一伎"。

余视之，暑也。投蚕矢汤，两服而瘥。三日后，忽倦卧不能反侧，气少不能语言，不食不饮，莲泉惶惧。就近邀一老医诊之，以为霍乱皆属于寒，且昏沉欲脱，定附子理中汤一方。莲泉知药猛烈，不敢遽投，商之王君安伯。安伯云：且勿服也。若谓寒证，则前日之药，下咽即毙，吐泻安能渐止乎？莲泉大悟，仍着人飞剌招余往勘。余曰：此高年之体，元气随吐泻而虚，治宜用补。第余暑未清，热药在所禁耳？若在孟浪之家，必以前之凉药为未当，今日温补为极是。纵下咽不及救，亦惟归罪于前手寒凉之误也。设初起即误死于温补，而举世亦但知霍乱转筋是危险之病，从无一人知此证有阴阳之异，治法有寒热之殊，而一正其得失者。况一老年仆媪，非贤主人，亦焉肯如是之悉心访治乎，此病之所以不易治，而医之所以不可为也。今莲泉见姜附而生疑，安伯察病机之已转，主人恺恻而心虚，客亦多才而有识。二美相济，遂使病者跳出鬼门关，医者卸脱无妄罪。幸矣！幸矣！乃以高丽参、麦冬、知母、葳蕤、木瓜、扁豆、石斛、白芍、苡仁、甘草、茯苓等，服六剂，始能言动，渐进饮食，调理月余而健。簠斋谓余云：此余热未清，正气大虚者之治法。更有不因虚而余焰复燃者，须用炼雄丹治之。

是证以半痴之学问，莲泉之厚德，安伯之见识，三美相济，始能起九死于一生。世之执死方治活病，视仆婢如草芥，不分皂白，信口雌黄者，读此能无愧死耶？ 光远

周光远先生归杭定省，七月十八夜，患霍乱转筋甚剧，仓卒间，误服青麟丸钱许，势益甚。侵晓召余诊：脉微弱如无，耳聋目陷，汗出肢冷，音哑肉脱，危象毕呈，药恐迟滞。请其太夫人先浓煎参汤，亟为接续。随以参、术、苓、芍、附、桂、干姜、

扁豆、木瓜、苡仁、莲实为方。终剂，即各证皆减。盖气分偏虚之体，不禁吐泻之泄夺。误饵苦寒，微阳欲绝，故以真武、理中合法以复脾肾之阳。诘朝再视，脉起肢和，即裁附、桂、干姜，加黄芪、石斛，服旬日全愈。凡吐泻甚而津液伤，筋失其养，则为之转。故治转筋者，最要。顾其津液，若阳既回，而再投刚烈，则津液不能复，而内风动矣，此寒霍乱之用附、桂，亦贵有权衡，而不可漫无节制，致堕前功也。

余此番之病，危同朝露，若非半痴，恐不能救，尝闻张柳吟先生云，但使病者听半痴论病之无微不入，用药之无处不到，源源本本，信笔成章，已觉疾瘳过半。古云：檄愈头风，良有以也。光远

案中议论极精微，凡用药皆宜具此权衡，方无过当之弊。否则药虽中病，而服之不止，反受其害，不但热药尔也。定州杨照藜素园

霍乱之霍，即霍疾之义，谓乱之最速者也。尝见体素丰腴之人，一病半日，仅存皮骨，其伤人之速可知。盖霍乱脾土先伤，脾主肌肉也。谢城

陈艺圃亦知医，其室人于仲秋患霍乱转筋，自诊以为寒也。投热剂，势益甚，招朱椒亭视之，亦同乎主人之见也。病尤剧，乃延余勘，曰：此寒为外束之新邪，热是内伏之真病，口苦而渴，姜附不可投矣。与河间法，人皆不信，再与他医商之，仍用热剂，卒至口鼻出血而死。

霍乱一证，近来时有，而医皆不甚识得清楚，死于误治者极多。半痴特著专论，辨析简当，实今日医家首要之书。以其切于时用，不可不亟为熟读而研究也。光远

甲辰五月下旬，天即酷热异常，道路卒死者甚多，有腹痛者，有不痛者。人率以香燥痧丸投之，辄无效。盖香燥反以益热，而此证并非阴寒湿毒之邪，即古所谓中暍也。不出户庭之人，亦有病此者，必其人阴分素亏，内热较甚，或居处、饮食之失宜也。往往延医不及，医多不识其病，虽死身不遽冷，亦有口鼻流血者，是暑从吸入，直犯心脏也。时余居钱塘之髦儿桥，尝禀先慈，令家人慎起居，薄滋味，乃六月初二日午膳后。季杰弟妇，腹忽微痛，平日贪凉，自谓受寒也。私嘱女仆沽烧酒饮之，即狂瞀不安。先慈知之，命仆从四路速余回，日甫昳①也。病者已口鼻出血死矣。其时新产妇人死者尤多，以阴血大去，暑热易侵。而昧者不知因时制宜，尚扃其窗户，幕以帘帏，环侍多人，饮以糖酒故也。粗工亦不察天时人禀之不齐，动辄生化汤，虽热象已显，犹误信产后宜温之俗说，而不知因证制方之活法，以致覆杯而毙者比比。或问当此热地如炉，恶露不行而腹痛者，生化汤既不可服，宜用何方？余谓六一散最佳。既行瘀血，又能清热也。设暑热重感，虽石膏、犀角，对证皆为良药，古人何尝禁用。余案中治愈诸条，皆可参阅，然难与浅人言也。

盔头巷姚氏妇，妊已临月，腹中陡痛。家人谓其欲娩，急煎参汤以助其力，服后痛益甚。忙唤稳婆至，妇已浑身赤斑，喘逆昏狂，始知受暑，顷刻云亡。宝祐坊曹氏妇，亦怀妊临月腹痛，家人以为将产而煎参汤，迨汤成痛已止，察其情景，知不即娩，然炎威甚烈，参汤久存欲坏。其姑云，妇既未娩，岂可服参以滞胎气，我体素弱，常服补剂，参汤定亦相宜，遂饮之。甫下咽，

①昳（dié 叠）：日落。

即觉气闷躁扰，霎时危殆，逾刻而终。后丙午、壬子、丙辰，皆酷热伤人，不胜缕述。古人以燥热为暑，故曰：流金烁石，况人非金石之质乎？惜世人多不察耳。不但酷暑时，胎前产后之腹痛，当细审其有无别故也。

潘红茶方伯之孙翼廷，馆于外氏，酷热异常，因啜冷石花一碗，遂腹痛痞闷，四肢渐冷，上过肘膝，脉伏自汗，神困懒言，方某诊谓阳虚阴暑，脱陷在即。用大剂姜、附、丁、桂以回阳。病者闻之，益形馁惫。其叔岳许杏书茂才，骇难主药。适族人许芷卿茂才过彼，遂与商之。芷卿云：此药岂容轻试，而病象甚危，必延半痴决之。时已乙夜[1]，余往视，面色垢滞，苔腻唇红，是既受暑热，骤为冷饮冰伏，大气不能转旋，故肢冷脉伏，二便不行。所谓闭证也，何脱之云。亟取六一散一两，以淡盐汤搅之，澄去滓，调下紫雪一钱。翼日再诊，脉见痛躏，溺行肢热，口干舌绛，暑象毕呈，化而为疟，与多剂白虎法而痊。丙午举于乡，杏书多才尚义，与余称莫逆，庚申春，闻其骂贼而死，呜呼荣矣。

认证既确，治法用辛香以通冰伏之气，用意又极精妙，真可为万世法程。素园

室人徐氏素无病，胃亦强，且善作劳。丙午八月朔[2]夜，犹灯下针黹[3]，伴余勘书，夜分忽泻二次，晨起为余疏发未毕，又泻一次。因诊之，脉七至而细促不耐按，略无病苦，此脉病人不

---

① 乙夜：二更时候，约为夜间十时。

② 朔：农历每月初一。

③ 黹（zhǐ 止）：缝纫，刺绣。

病，殆①不始于今日，不可救药也。未便明言，即令安歇，密禀先慈。函致乃兄友珊，请医商治，既而泻颇缓。且食山东挂面一小碗，先慈谓余太矜持矣，余方踌躇，面即吐出，灌以参药亦不受，泻较紧，午刻医来，亦云无法，然尚能以乳哺女，而既吸之后，乳即瘪而不起矣，形亦渐削，汗亦渐多，脉亦渐脱，音亦渐嘶，戌刻遽逝，斯人也性极贤淑，且隔屏一听，即知客之贤否，一旦抱此绝证，知者无不悼惜，乃中气卒然溃散，绝无仅有之候也。

戊申秋仲，张春桥令弟陡患腹痛。适饱啖羊肉面条之后，初作痧治，继作食治，痛愈甚而大渴，然啜饮辄吐，二便不行。又作寒结治，其痛益加，呻吟欲绝，已交四日。余诊脉弦数，苔干微黄，按腹不坚，非痧非食，特肝火郁而不宣耳。以海蜇一片，凫茈八两，煎至蜇烊频灌，果不吐，将余汁煎栀、连、茹、楝、知、芩、延胡、旋覆、柿蒂、枇杷叶为剂，吞当归龙荟丸。投已，即溲行痛减，次日更衣，不劳余药而瘳。

朱留耕忽于饱食后，大吐而厥，冷汗息微，厥甫回而腹痛异常，乃翁湘槎以为急痧、霍乱之候也。速余往勘，脉至弦缓，口极苦渴，二便不行，乃痰滞而热伏厥阴，肝气无从疏泄也，予雪羹、萸、连、栀、楝、旋、茹、橘、核、元胡、苁蓉为剂，加芦菔汁和服，一剂痛减，再服便行而愈。

痧证、霍乱夹食者，必先去食，伤寒亦然，秦氏论之详矣。然竟有病始饱食之余，初非因食为患者，半痴尝云：既无枵②腹待病之理，岂可专以攻消为治，故临证必审问慎思而明辨之，庶

---

① 殆：原作"始"，据光绪壬寅本改。
② 枵（xiāo 肖）：空虚。

免颟顸贻误之弊。上二案，病皆起于食后，朱证已得大吐，不从食治，人或能之。张证不吐不泻，腹痛日甚，虽明眼临之，不免眩惑，乃半痴独以非痧非食断，竟投匕果瘥，已非人所能及矣。余门人沈南台，癸丑冬患病，亦啖羊肉面条而起，势濒于危，得半痴治愈，至四十余日，始更衣，则尤奇也，用药如用兵，岂徒读父书者之可为哉。<small>仁和赵梦龄菊斋</small>

陈妪年已七旬，辛亥秋，患霍乱转筋甚危。亟延余诊，已目陷形消，肢冷，音飒，脉伏，无溺，口渴，汗多，腹痛，苔黄，自欲投井。因先取西瓜汁命与恣饮，方用石膏、知母、麦冬、黄柏、芩、连、竹茹、木瓜、威灵仙，略佐细辛分许，煎成徐服，覆杯而瘥。

医者能知少加细辛之何故，则可以言医矣。<small>素园</small>

此方得效，可见辨证之的。若无汗而渴者，又当别论。<small>谢城</small>

姊丈李华甫继室，陡患霍乱，而兼溺血如注，头疼如劈，自汗息微，势极危殆，速余诊视。脉甚弦驶，此肝火内炽，暑热外侵。以犀角、木通、滑石、栀子、竹茹、薏苡、银花、茅根、菊叶为大剂，和入藕汁，送当归龙荟丸，而吐泻即已，溺血亦减。惟小便时，头犹大痛，必使人紧抱其头，重揿^①其巅，始可略耐。尚是风阳僭极，肺胃不清也。以苇茎汤去桃仁，加百合、白薇、元参、小蓟、蒲公英、竹叶、西瓜翠衣、莲子心为方，和入童溺，仍吞龙荟丸，服旬日全愈。

陈楚珍仲媳，陡患霍乱。云昨晚曾食冷鱼，夜分病作，想因寒致病也。然脐间贴以回阳膏而不效，故敢求诊。余按脉滑数，

---

① 揿（qìn 沁）：摁。

右甚，口渴苔黄，令揣胸下，果坚硬而痛，曰：吐泻虽多，食尚恋膈，非寒证也，回阳膏亟宜揭去，以菖、枳、苏、连、芩、桔、茹、牛、海蜇、芦菔为剂，一服而瘳。

妇兄吴绿园，癸丑仲夏，陡患发热呕吐，茎缩腹痛。亟招余诊，脉弦软而数，苔色黄腻，宜清厥阴蕴热，非痧也。予楝、茹、连、斛、栀、柏、银花、通草、丝瓜络为方，一剂知，数剂愈。

沈峻扬令妹，年逾五旬，体极瘦弱，始则数夜不能眠，忽一日目张不能阖，泪则常流，口开不能闭，舌不能伸，语难出声，饮不下咽，足冷便秘，筋瘛而疼，身硬不柔，胸膈板闷，或谓暑痧重感，虑即虚脱。余视之，苔黄不渴，脉来弦细软涩，重按如无，然神气不昏，身不发热，非暑痧也。二便艰涩，咽膈阻闷，非脱证也。殆由情志郁结，怒木直升，痰亦随之，堵塞华盖，故治节不行，脉道不利也。但宜宣肺，气行自愈。以紫菀、白前、兜铃、射干、菖蒲、枇杷叶、丝瓜络、白豆蔻为方，一剂知，四剂愈。

证者，证也，如断案之有证据也。然证有真有伪，有似是而非，以致恒为所眩，如此案辨暑脱，则得其证矣。素园

证极危而方甚轻，其效乃如神，全由辨证之的。谢城

蒋敬堂令堂，年七十四，陡患呕泻，身热腹痛，神思不清。或以为霍乱，或虑其虚脱。迎余诊之，脉微弱而数。曰：暑脉自虚，不可以高年而畏脱，辛散痧药，则不免耗伤其津液，爰定芩、连、滑、斛、茹、柏、银花、竹叶、橘皮、枇杷叶之方，冬瓜汤煎，一剂而热退神清，再剂霍然，敬堂慷慨多情，知医施药，余契友也。庚申春，闻其争先拒贼，竟以被戕。惜哉！

徐德生家一婢，年十七矣。陡患腹痛，稍一言动，则痛不可支，以为急痧中恶，遍治不应。飞请余往，尚以丹雄鸡强伏其心下，然神色如常，并不吐泻，脉来牢涩，苔色腻黄，乃多食酸甘而汛阻也。询之果然，以桃仁、红花、生蒲黄、灵脂、香附、延胡、芍药、海蜇、芦菔为方，送龙荟丸，遂愈。

陈喆堂令郎子堂，甲寅春，连日劳瘁奔驰之后，忽然大便自遗，并非溏泻，继言腹痛，俄即倦卧不醒，及唤醒，仍言腹痛，随又沉沉睡去，或以为痧，或以为虚，邀余决之，身不发热，二便不行，舌无苔而渴，脉弦涩不调，非痧非虚，乃事多谋虑而肝郁，饥饱、劳瘁而脾困，困而食滞于中也。予槟、枳、橘、半、楂、曲、菔、楝、元胡、海蜇，服二剂，痛移脐下，稍觉知饥，是食滞下行矣。去楂、曲，加栀、芍，服一剂，更衣而愈。

此证不难于认食滞，而难于认肝郁，且当劳倦后见嗜卧证，不以为痧，必以为虚，而兼用参术以顾脾胃，如此则肝愈不舒，而变证作矣。半痴用药至轻，而奏效至捷，良由手眼双绝。素园

余尝问半痴曰：既肝郁于上，而食不下行矣，何以干矢自遗而不觉乎？半痴谓：胃与大肠，原一气相贯，惟其食滞于胃而不化，似与大肠气不相贯，故广肠宿粪出而不觉。经云：中气不足，溲便为之变，是亦变也。所谓不足者，非言中气虚也。以中气为病所阻，则不足于降浊升清之职，故溲便为之改常也。余闻而折服其善读古书，宜乎临证之神明变化，令人莫测也。因思霍乱之吐泻无度，干霍乱之便秘不行，皆变也，皆中气为病所阻，而不足于降浊升清之职也，设泥不足为虚，则诸霍乱皆当补中气为治矣，于是益叹半痴阐发经旨为不诬。菊斋

此说与前释邪之所凑，其气必虚之说，可以互证。谢城

姜秋农疟泻初痊，遽劳奔走，陡患霍乱转筋，面臂色紫，目陷音嘶，胸闷苔黄，汗多口腻，神疲溲秘，脉细而弦。余以沙参、蚕矢、苡仁、竹茹、半夏、丝瓜络、木瓜、车前子、扁豆叶，阴阳水煎，送左金丸一钱，外以吴萸一两研末，调涂涌泉穴，服后吐泻渐止。噫气不舒，呃忒胁疼，汗减口燥，脘下拒按，脉软而弦，以素多肝郁也。去沙参、蚕矢、木瓜、车前、左金，加紫菀、郁金、楝实、通草、枇杷叶，二帖。溲行呃止，苔退足温，腰胀腿疼，手紫渐淡，去郁、菀、通、楝，加沙参、石斛、兰叶、藕鲜①、稻露，亦二帖。脉和胀减，啜粥口咸，体素阴亏也，去半夏、扁豆叶，加归身、花粉、橘皮，又二帖。正解行而安谷，腰酸少寐，为易西洋参，加麦冬、羊藿以调之。数帖后，又加枸杞、杜仲而愈。

此本虚标实之证，须看其先后用药之法。琴仙

此证颇急，浅术必至张皇失措，半痴游刃有余，治标而不犯其本，用药与病机宛转相赴，于此服其识之老。素园

仲韶弟主于叶氏，乙卯新秋，陡患洞泻如注，即浑身汗出如洗，恹恹一息。黉夜速余往勘，脉来沉细，身不发热，俨似虚寒之证，惟苔色黄腻，小溲全无，乃湿热病也。予桂苓甘露饮加厚朴，投匕而瘳。

丙辰仲夏，游武林，仁和胡次瑶孝廉，北上未归，令正孙孺人，陡患肢麻昏晕，以为急痧，速余视之。面微红，音低神惫，睛微赤，苔色微黄，足微冷，身微汗，胸微闷，脉微弦。乃本元素弱，谋虑萦思，心火上炎，内风随以上僭。岂可误作痧闭，妄

---

① 藕鲜：诸本同，疑"鲜藕"之误。

投香散之药哉。以人参、龙、蛎、菖、连、石英、麦冬、小麦、竹叶、莲子心为方，两啜而瘳。寻予①平补善其后。次瑶醇谨博学，与余交最深，久欲卜居结邻而未果，庚申之变，率妻妾登舟，将来海昌，城闭不能出，与贼遇，并一幼女殉节于河，可哀也已。

季杰之妾，秋夜陡患霍乱，腹痛异常，诊其脉细数而弦，肢冷畏寒，盖覆甚厚，询其口不渴，而泻亦不热，然小便全无，吐者极苦，舌色甚赤。新凉外束，伏暑内发也。绛雪、玉枢丹灌之皆不受。泻至四五次，始觉渐热，而口大渴，仍不受饮，语言微謇。余令捣生藕汁徐灌之，渐能受。随以芩、连、苈、楝、栀、斛、桑、茹、蒲公英②煎服，痛即减，吐泻亦止。改用轻清法而愈。

丁巳秋，三侄寿和甫六岁，陡患凛寒身热，筋瘈面红，谵妄汗频，四肢厥冷，苔色黄腻，口渴唇红，时邪夹食也。以枳实栀豉汤加菖蒲，及冬干芦菔叶。煎成，调入玉枢丹五分灌之。次日谵瘈皆减，而腹痛吐泻，邪欲转霍乱以外泄也。余尝谓不但伤寒可转霍乱，而温热暑湿，皆可转霍乱也。治当迎刃而导之，于前方加苏叶一分，黄连二分，同炒煎服。连吐三五次，泻六七次，痛即减。第三日神始爽慧，然去疾莫如尽，再服原方一剂，遂愈。凡小儿之病，因于食滞者多，胃不和则卧不安，阳明实则谵瘈。若吐泻乃病之出路，而世人动辄以惊风药治之，每致偾事。昧者更惑于巫蛊③，而祭非其鬼，尤可嗤也。余居浔溪七载，家

---

① 予：原作"子"，据光绪丁亥本改。
② 英：原作"次"，据醉六堂本改。
③ 巫蛊（gǔ 古）：巫蛊。蛊，眼睛瞎，引申为无识别能力。

人虽屡患大证，未尝一用巫瞽，亦未伤人，乡人目以为异。庚申秋，季杰之病甚危，寿萱侄求签于观音，大凶，其妾欲事祈祷，余力止之，卒以治愈。附识之，以戒我后人。

辛酉秋，余息濮院，盛行霍乱转筋之证。一男子胸次拒按，余以芦菔子、枳实、槟榔等导之。一妇袒胸不容盖覆，犹云五内如焚，目陷音嘶，苔黄大渴，而啜饮即吐，肢厥脉伏。市医令服姜汤一杯，幸不受。适余至，亟取冷雪水，命将小匙徐灌之，遂不吐。更以石膏、黄连、知母，泻其逆冲之火。钱某证[1]兼吐蛔十余条，而口干脉细，是[2]暑伏厥阴，以犯中也。以连、梅、茹、楝[3]、苡、斛、苏、芩清之。陈某所下皆血，苔黄大渴，而舌色紫黯，乃暑毒深伏。起病时，又饮烧酒也。用犀角、益母、地丁、茅根、菖蒲、绿豆、银花、芩、连、黄柏、藕汁大剂灌之。皆投匕而瘥。一妇积虚患此[4]，汗出如浴，形脱声嘶，脉微欲绝，为亡阳之候。予附子理中汤加白芍、茯苓、木瓜、苡仁、蚕沙。而汗收脉起，随去姜、附，加黄芪，证渐平。去蚕沙，加橘、半，调补而安。刘氏妇患病，已两月不纳谷矣。忽吐泻转筋，舌光声哑，气液两亡也。亟以人参、炙草、石脂、余粮、龙、牡、斛、芍、木瓜、乌梅、冬虫夏草为方，服两剂，音开脉续，诸证皆平。所亲沈则甫，按法调补而瘳。吴氏子患此[5]，脉微弱，舌色淡红，口微渴，此本虚邪不盛也。宜清解药中，加参以扶正气，则甫亦如法施治而愈。时余体惫，畏热惮烦，谨记大略如此。

---

① 证：醉六堂本作"患霍乱"。
② 是：此后原衍"是"字，据醉六堂本删。
③ 楝：原作"斛"，据醉六堂本、光绪壬寅本改。
④ 此：醉六堂本作"时症"。
⑤ 此：醉六堂本作"霍乱"。

今年三月间，吕君慎庵言一童子在邻家嬉戏，陡然吐泻转筋，归家即毙。余以为偶然有此一证耳，既而闻患此证者渐多。四月初，有余杭纸客，在舟次病此，抵濮乞余诊。已舌卷囊缩，形脱神离[①]，不可救药矣。口开苔黑，询中途并未服药。窃谓此病之盛行，多在夏[②]秋暑湿之时，何以今春即尔。谛思其故，暑湿既可伏至深秋而发为霍乱，则冬伤于寒者，至春不为温病，亦可变为霍乱也。虽为温病之变证，而温即热也，故与伏暑为病，不甚悬殊。或曰：此揣度当然耳。仲圣但有五苓、理中治伤寒转霍乱法，未有治温病转霍乱之法，何耶？余谓古书传兵火之余，难免遗亡之憾，一隅三反，在读者之善悟焉。且细绎仲圣书，亦未尝不微露其意也。曰：太阳与少阳合病，自下利者，与黄芩汤。若呕者，黄芩加半夏生姜汤主之。张石顽注云：温病始发，即当用黄芩汤去热为主。若伤寒必传至少阳，热邪渐入里，方可用黄芩佐柴胡解之。盖黄芩汤乃温病之主方，即桂枝汤以黄芩易桂枝而去生姜，以桂枝主在表风寒，黄芩主在里风热，乃不易之定法，其生姜辛散，非温热所宜，故去之。此表里寒热之不可不知者也。周禹载注云：明言太少二阳，何不用二经药，非伤寒也。伤寒由表入里，此则自内发外，无表何以知太少二阳，或胁满，或头痛，或口苦引饮，或不恶寒而即热，故不得谓之表也。如伤寒合病，皆表病也，今不但无表，且有下利里证，伤寒协热利，必自传经而入，不若此之即利也。温何以即利？其人中气本虚，内伏已深，不能尽泄于外，势必下走利矣。雄按：此论温邪外发未久，即可下走为利。本文更有若呕者句，岂非温病可转霍

---

① 离：原作"漓"，据光绪丁亥本改。

② 夏：原作"不"，据醉六堂本改。

乱,早逗端倪于此乎。曩纂《温热经纬》,于此条下附注云:少阳胆木,挟火披猖,呕是上冲,利由下迫,何必中虚始利,饮聚而呕。半夏生姜,专开饮结,如其热炽,宜易连茹。杨素园先生评云:此注精当,非前人所及。今治温病转为霍乱者,似当奉此以为法也。慎庵闻之,极为折服,再质宗匠,还望有以教我。

愚意此证栀子似亦可用,轻者亦可不必黄连,未知是否,惟大枣太守,必宜去之。_{谢城}

五月初三日,余抵上洋,霍乱转筋,已流行成疫。主镇海周君采山家,不谒一客,藉以藏拙,且杜酬应之劳也。初八日,绍武近族稼书家,有南浔二客,同患此证。一韩姓,须臾而死,一纪运翔,年十七,势亦垂危。采山强拉余往视曰:岂可见死而不救哉?然已手面皆黑,目陷睛窜,厥逆音嘶,脉伏无溺,舌紫苔腻,大渴汗淋,神情瞀乱,危象毕呈。时未交芒种,暑湿之令未行,仍是冬寒内伏,春令过冷,入夏犹凉,气机郁遏不宣,故欲变温病者,皆转为此证。与伏暑为患者,殊途同归。但不腹痛耳,以寒邪化热,究与暑湿较异也。亟令刺曲池、委中,出血如墨。方以黄芩为君,臣以栀、豉、连、茹、苡、半。佐以蚕矢、芦根、丝瓜络,少加吴萸为使。阴阳水煎,候温徐徐服之,遂不吐。次日,脉稍起。又两剂,黑色稍淡,肘膝稍和,反加睛赤烦躁,是伏邪将从外泄也。去吴萸、蚕矢,加连翘、益母草、滑石,而斑发遍身,苔始渐化,肢温得寐,小溲亦行,随与清搜化毒之药,多剂而瘥。采山因嘱余详述病因治法,刊印传布,名其方曰黄芩定乱汤。嗣治多人,悉以此法增损获效。如利泰一洞庭史客,素吸洋烟,而患此证。与此方数帖后,反便秘、目赤、渴、汗、昏狂。亦是久伏之邪,渐欲外越也。予竹叶石膏汤加减而瘳。其湿盛者，加茵陈、滑石；气实者，加枳、桔；饮阻食滞者，加厚朴、芦菔；肝郁气结者，加紫苏、楝实；口渴用茅根汤。或藕汁频灌。活法在人，不能缕述。绍武在屠甸市，得余此方，劝人合药施送，几及千料云。

此方加减有法，较前尤妥善也。谢城

夏至后仍无大热，而霍乱转筋不息，虽与芒种以前者，同为伏邪所发，然证因略有不同，其病似较深一层。何也？按先曾祖《重庆堂随笔》云：温病、热病、湿温病，治不得法，皆易致死。流行不已，即成疫疠，犹之治盗不得其法，则贼党日众，变为流寇也。因热气、病气、尸气，互相缪輵^①，即成毒疠之气而为疫，岂真天地之间，另有一种异气哉。故疫之流行，必在人烟繁萃^②之区。盖人气最热，《纪文达公杂诗》云：万家烟火暖云蒸，销尽天山太古冰。自注：乌鲁木齐自设郡县以来，婴儿出痘，与内地同，盖彼处气候极寒，今则渐同内地，人气盛也。纪氏此言，可谓独窥其微矣。上古无痘，至汉始有，今时罕有不出痘者。以生齿日繁，地气日热，所以古人最重伤寒，今世偏多温热也。雄按：此段名言，括尽近世病情，治时证已无余蕴矣。而于此日上海病因，尤为切贴，地气既日热，秽气亦日盛，加以疫气、尸气，与内伏之邪，欲化热病而不得者。卒然相触，遂致浊不能降，清不能升，挥霍闷乱，而为吐泻转筋之危证。是伏邪欲发，客邪外入，两邪交讧，肠胃乃乱。故气道立时闭塞，血脉因而瘀滞，四肢厥冷，手面皆黑。阳明多气多血之经，见证若是之骤者，非气血忽然枯槁也。夫人气以成形耳，气不流行，血肉即

---

① 缪輵（jiāogé 交格）：纵横交错。
② 繁萃：醉六堂本作"萃聚"。

死。故初起亟宜开闭，俾气通血活，邪得外泄，则正自复。昧者，不知邪闭血凝，热深厥深之理，见其肢冷脉伏，即以为寒，又疑为脱，即不敢刺，更投热药，使邪无宣泄，愈闭愈冷。尚谓服此热药，一身尽冷，可见黍谷春回之不易，再遇此证，仍用此法，死者之冤，无可呼吁。虽有七窍流血而死者，亦不悔悟，亦有邪闭，则正气无以自容而外脱者。阳从上脱，则汗多而气夺；阴从下脱，则泻多而液亡。所谓内闭外脱也。欲其不外脱，必开其内闭，如紫雪、绛雪、行军散，皆开闭透伏之良方也。而飞龙夺命丹，即合行军、绛雪二方而加峻者，且有人中白引浊下行，尤具斩关夺命之能。上虞陈君香谷闻之，慨为制送，嘱余详叙方治刊布，因而救全不少，厥功伟哉。

自纪运翔之证治愈后，凡患此者，纷纷踵门求诊，情不能已，侥幸成功者，颇多。然夏至以后，病由内外合邪，其势更剧，故必先以夺命丹开其闭伏，愈后变证不一，然随机而应，甚费经营，非比往年之霍乱，虽系危证，但得转机，即可霍然也。其故良由流离困苦，失志劳神，先有内伤，遂多曲折，故愈后调理，极宜详慎。而上海多懋迁窜难之人，病得转机，往往大意。所谓病加于小愈，因而致堕前功者不少。如余杭褚子耘茂才，余亲家也。其使女患此，已身硬矣，适余往访知之，遂以香谷所赠夺命丹二分，嘱其灌入，顷刻活动，随予解毒活血汤，数服得生。嗣余往返崇明，闻其仍淹缠不健而亡。一王大生烟铺伙友，余治愈后，已溺行能食，余热外泄，满面赤瘰，忽然神气瞀乱而死。一澧记钱铺石某，余为治愈，二便已如常矣。越数日，云：饮食不得下，戴眼呃忒而逝。一绿荫书坊陶姓，业已向愈，忽然神情恍惚①，药不及救，此丽云为余述者。又四明陈解香之弟，患此垂危，延余治愈，遂不服药月余，复来请勘，已咽痛碍进水谷，颐肿舌糜，牙关甚紧，痰嗽胁疼，溺赤管痛，便溏色酱，此余毒蕴隆，失于清解，遂致燎原若此。是限于贫困，养痛成患。而脉已弦紧数疾，莫可措手，久之果毙。并录为案以为贾旅告。或云：此地药肆甚忙，每致误付，病者误服骤变，彼此不知，医家、病家，皆须留意。嗣阅《冷庐医话》云：吾邑陈庄李氏子患霍乱，医定方有制半夏二钱，药肆中误以制附子与之，服后腹大痛，发狂，口中流血而卒。李归咎于医，医谓用药不误，必有他故。索视药渣，则附子在焉，遂控于官，罚药肆以金和息之。观此则或人之言尤信，然此案若病家良懦，隐忍而不言；医者惶窘，走避而不辨；或药渣弃无可证。则此狱虽皋陶②莫断矣。服药可不慎哉？

朱鸣岐，患下利转筋，医见肢冷，即投温补。而服药即吐，既而呃忒不已。温补加峻，病日以危，延至九朝，已万无生理，备后事矣。子耘主其家，嘱请余援，脉至左弦滑，右弱不应指，苔黄厚而腻浊③，小水不行，脐上拒按。因谓曰：病原不重，误药致剧，命不应死，幸而得吐，否则早为泉下人也。予枳、桔、芩、连、茹、夏、苏、翘、芦根、枇杷叶、滑石，开痰行食，舒结通阳，两剂呃果止，而遍身赤斑。又两剂燥矢下，而苔化溺行，右脉渐振，随与清肃调养法而瘳。

勘朱证时，适子耘令弟子方茂才在座。曰：如此重证，君

---

① 惚：原作“忽”，据光绪丁亥本改。
② 皋陶：原作“谷陶”，据醉六堂本改。皋陶，人名，相传为舜之臣，掌刑狱之事。
③ 浊：原作“渴”，据醉六堂本改。

胡以为病原不重也。余谓世间重证，大半因误治而成，此证若初治得法，一二剂可愈也。奈举世以泻证、吐证、霍乱证、霍乱转筋证，皆为寒证，往往不察病情，辄投热药，今见肢冷而右脉软弱，彼方以为虚寒的据。况服药即吐，呃忒随来，以霍乱转筋而见呃忒，何暇更问其余。皇皇然以为虚脱之象，故温补日以加峻。纵使一蹶不起，病家无怨，医者不悔也。每见此地市医临证，虽极轻之病，必立重案，预为避罪邀功之地，授受相承，伎俩如是，良可慨已。此外如胸腹疼痛，疟疾哮喘，经阻产后等证，世俗亦多指为寒病，虽以热药杀之，而彼此不知者，而呃忒则尤多枉死焉。余尝治一角妓，患呃累日，破身太早，固是虚证。然血去阴伤，岂可反以温燥助热。遂致下焦不摄，素性畏药。余用一味鸡子黄，连进数服而安。

吴竹溪时感将瘥，患呃三日，声闻于邻，人皆危之。予通腑行气法，便行痰吐而痊。南浔朱君浦香，年五十六，自幼患童劳，继以吐血，三十外即绝欲得延至此。而平素便如羊矢，其血分之亏如是。今秋陡患呃忒，连服滋镇温纳之药，势濒于危。陆定圃进士，嘱延余诊，脉至弦滑搏数，苔黄厚而腻，口苦溺赤。遂力排众议，主大剂凉润，如雪羹、蒌仁、竹沥、枇杷叶、芦根、元参、紫菀、射干、兜铃、菖蒲等多剂，连下赤矢始瘳。如此衰年虚体，尚因痰热致呃，故虚寒之呃，殊不多见，而医者不知辨证察脉，率以丁香、姜、桂为不祧①之药。何哉？

谢氏妇，怀孕五月，便泻四日，医投姜、附、桂、朴药一帖。遂四肢麻冷，气塞神昏，溺闭汗淋，大渴呕吐。急延余援，

---

① 不祧（tiāo）：古代远祖庙称祧，永不迁移的叫做"不祧"。

脉未全伏，先饮以酱油汤，吐渐止。随予参、连、芩、柏、茹、斛、银花、扁豆叶、蒲桃干、芦根、绿豆，以冬瓜汤煎，徐徐温服。外用炭醋熏之，各恙皆瘥。次日，脉弦滑，泻未止。以白头翁汤加参、草、银花、扁豆、蒲公英、蒲桃干、砂仁，两剂而痊。

婺源詹耀堂子，年二十，患霍乱，服姜、桂数剂，泻不止。素吸鸦片，疑为虚漏，补之，泻益甚。始延余视，大渴而脉弦数。幸而起病不因暑热，然阴分素亏，虽饮冷贪凉，热药岂堪过剂，设无便泻以分其药力，则津液早枯矣。予白头翁汤合封髓丹，加银花、绿豆、石斛，一剂知，二剂已。

余赴申时过石门，吴君仁山在濮院，承其关切曰：毗陵张仲远观察，秀水杨啸溪孝廉，皆已自楚至申，句当公事，君可往访也。余感其意，唯唯而谢，缘久闻张氏家学渊源，虽闺阁皆通翰墨，然向见其宛邻书屋医书数种，似偏尚温补者。曾与故人太仓王子能参军言之，子能亦善医。叹曰：人之才识学力，各有能至不能至，不可强也。王半山不入相，即是伊川^①一流，秋壑钤山，能甘恬退^②，不失为风雅之人。阳明先生勋业灿然，后人惜其多了讲学一事。若张氏者，何必谈医，世人信其学问，而并信其医，因而贻误者实多。余弟季旭，仲远之妹婿也。即为其所误。噫！言犹在耳，子能已下世十余年矣。乃啸溪为仲远来索余书，余推故不与。嗣闻仲远之子患霍乱，径投六君子汤一剂而亡。是泥于扶正却邪之说，犹之寇来不战，但知守城，卒以自毙耳。秋间仲远亦亡，后蒋寅昉大理信来，深以余求书不与为是。昔某侍

---

① 伊川：宋代理学家程颐之号。
② 恬退：光绪丁亥本作"淡泊"。

郎督学吾浙，亦以上工自命，尝浼邵位西枢部求书，余亦不与。所谓道不人谈免俗讥，备录为案，愿世人毋轻言医，事必量而后入也。

钱塘姚欧亭协转，复宰崇明。闻余在沪，新秋嘱令弟彀庵比部持函聘余往游，以初夏偶患大泻，后苦脾约，两旬始一更衣，既而匝月一行，甚至月余一行，极其艰滞，而先硬后溏，汗出神惫。年逾六秩，步履蹇滞，虽广服人乳及润导诸药，率不效。间或纳食如梗，呕吐酸辣，六脉迟软，苔色白润不渴，小便清长，腹无胀痛，此真中气不足，溲便为之变也。岂肠燥便秘，可以润药濡之哉。既不宜润，更不可下，以中虚开阖无权，恐一开而不复阖，将何如耶？亦不可升提。盖吐酸食梗，已形下秘上冲之势。又素吸洋烟，设一阖而竟不开，又将何如耶？爰以参、术、橘、半、旋、芍、鸡金、木瓜、枇杷叶为方，服六剂，更衣两次，解四弹丸。又三剂，解十五六丸。又三剂，下九丸而始畅，并不坚燥，亦无溏矢。毫不怯力，是药证已符，为留调理法而别。设或吐酸食梗，则暂用参、连、橘、半、旋、茹、苏叶、枇杷叶、紫石英以清肃镇息之。八月初，秋阳正烈，欧亭因公来申，久住舟中，从者皆病。况久虚初愈之体乎。初七日，忽然身热呕泻，哲嗣[1]小欧别驾，急速余勘。白苔满布，神惫不支，腹痛汗频，音低溺涩，先予参、连、夏、朴、茹、滑、苡、苏、蚕沙、扁豆叶二剂，热退神清。而左脉仍弦，关上高，呕酸无寐，手足振惕，客邪虽解，土受木乘也。去滑、朴、蚕沙、扁豆叶，加茯神、蛤壳、紫菜、绿豆、白蔻仁，三剂。苔化能眠，知饥泻

---

① 哲嗣：敬称他人之子。

减，去蔻、蛤，加菖蒲、白术，五剂而痊。霍乱之开阖失常，中枢为邪所乱也。此证之开阖无权，中虚不能主持也。一实一虚，正可互勘，至愈后之呕泻振惕，又为风暑乘虚扰中之霍乱证，故详列拙治，统质通方。

汪谢城孝廉，招勘婺源石雨田司马令慈，年近五旬，陡患霍乱转筋，苔黄大渴，神情烦躁，证属伏暑，脉颇不恶，而浑身冷汗，摇扇不停，已为阳越之象，不敢与方。寻即告殒，此凭证不凭脉也。次日，簏斋荐视朱君巽泉之尊人，年已六旬，患霍乱转筋，证不甚剧，问答音清，而脉微欲绝，亦决其不治，已而果然，此凭脉不凭证也。汪金皆善医，皆以余言为不谬，逾半月，簏斋于丙夜患此证，刺出黑血，侵晓速余往视，形脉两脱，大汗如淋，目陷音嘶，溺无苔腻。平素嗜饮少谷，好善忘劳，暑湿蕴中，正气溃散，勉投参药，竟不能救。惜哉！因挽以一联云：飘泊正无聊，感廿载神交。萍聚申江，将检残编求品鉴，考终原是福，径一朝仙去，风凄秋夜，那堪衰鬓丧知音。

次女定宜年二十，体实耐劳，适同邑戴氏。初旬接女夫信云：女于八月二十三日，忽患痛泻，肢冷脉伏。崔某进附子理中汤加减，泻不止而苔黑唇燥，颇露热象。改投犀斛生脉散等药，形渐脱。又用附桂八味汤，遂于二十九日舌焦如炭而逝。弥留时语婿曰：吾父在此，病不至是也。噫！据此病情，是伏暑也。戴氏为积德世医家，余曩刻业书十种，渠处皆有，竟使误药而亡，良可惨已。邮挽一联云：垂老别儿行，只因膳养无人，吾岂好游，说不尽忧勤惕厉底苦衷。指望异日归来，或藉汝曹娱暮景，濒危思父疗，虽曰死生有命，尔如铸错，试遍了燥热寒凉诸谬药，回忆昔年鞠育，徒倾我泪洒秋风。呜呼！良朋爱女，同病同日而亡，斯重订之役，尤不可已矣。并附挽言，一以志交情，一以志药误也。

霜降前，水北族侄棋偕，邀勘所亲蒋君循庵之媳，患霍乱转筋，交三日矣。厥逆目窜，膈闷无溺，苔黄苦渴，脉极弦细，屡进桂、附、姜、术，气逆欲死。予昌阳泻心汤加减，煎成徐服。外以吴萸研末卤调，贴涌泉穴。服二剂，吐止足温。去苏朴，加楝、斛、蒲公英多剂，始痊。盖伏暑挟素盛之肝阳为病，误服温补，以致遽难廓清也。

禾中方氏女，二十六岁，播迁三载，秋仲抵申。患吐泻，所亲钱伯声孝廉邀余视之，一药而瘥。既而患肿，因在旅寄，竟不调治。交霜降，肿忽消，不数日。又患霍乱，即神气瞀乱，屋中盘走，口呼姊姊，乃姊强纳之卧，两目旋转不停，泪涔涔而滴，牙关即紧，欲延余诊，竟不及也。伯声询故，余曰：此流离困苦，忧郁深沉，木土相乘，吐泻而肿，节交霜降，气肃肿消，郁无所宣，直凌脾胃，吐泻陡作，木火勃升，狂走目张，阳从上越，此情志内伤霍乱也。故告危如是之速。

南浔沈春泉，年五十七，立冬前五日，食蟹面后，陡患霍乱转筋，所吐泻者皆水。初进桂附药，筋转益甚，周身微汗，神倦懒言，指渐冷，脉渐伏，时欲太息。更方，用牡蛎一两，龟版八钱，阿胶四钱，服后势较剧。延余视之，苔黄大渴，小便全无，泻出极热，心下拒按，伏暑挟食之证，不知何所见而予燥补涩腻之药，乃病家谓其书画甚优，故深信而不疑，竟以不起，可怜又可笑也。嗣闻其次郎，于立冬后亦患此证，医知伏暑，用黄连等药，吐泻已止。因脉未遽起，不知为伏热不清，改投附桂等三帖而亡，尤可哀已。上虞罗吉人，立冬前，患霍乱转筋，子耘知其阴分素亏，病由伏暑也。服药已得转机，数日后，渐有呃忒。延余视之，脉弦数，左甚，苔焦而渴，龈衄脘闷，便溏色酱，小便短赤，皆伏暑未清，气机阻塞之象。既失清肃，乃当脐尚贴回阳膏，屡嘱揭去而不从，后闻不起，此非败证，余深惜之。

南浔张二梅，年逾六旬，秋间患霍乱转筋，医见高年而厥逆多汗，拟进温补，张不敢服。但用平淡单方，及外治法而瘥。然从此大便不坚，时时自汗，遍身疮疥，畏热异常。延至立冬后，邀余诊之，脉甚滑数，口渴苔黄，便溺皆热，犹着袷衣。是赋质偏阳，湿热内盛。幸而畏进温补，得以引年，与大剂清化法渐愈。又今年患疥者，举目皆是，所谓遍地疮痍，洵非虚语。外治之方甚多，而平善者罕效。更有治不得法，疮骤愈而变证，遽陨其生者。毒陷内讧也。子耘传一方颇佳，以麻黄一两，川椒五钱，蛇床子五钱，斑蝥七枚，雄猪油或柏油熬透去渣，另用明矾、黄柏各一两，蓖麻子、大枫子各四十粒，共研末，调入油内，绢包，擦患处，能拔蕴毒伏邪。未出旬日可愈。无后患，此与火酒摩转筋之义正同，勿以药猛而訾之，故附录于此。

无征不信，有法可师，爰采群书，南针是仰，然病情之幻伏，犹敌情之谲觚[①]，似是而非，云非恰是，千态万状，莫可端倪。谬以身经，附为梦影。盖时移事易，境似炊粱，而比烛拟槃，痴同扣籥。或竹头木屑，亦大匠所需。敢质通方，毋嗤琐陋，故列医案第三。

第三医案篇 梦影一 85

---

① 谲觚（juégū 觉估）：指谲诡，变化多端。

▍第四药方篇▍

药性

原蚕沙，诸霍乱之主药也。

黄芩，温病转霍乱之主药。凡吐下而热邪痞结上焦，胸次不舒者，并可与黄连、半夏同用。

石膏，暑热霍乱之主药。凡吐利而苔黄大渴者，并宜用之。外夹风寒者，佐以紫苏、桂枝、香薷、生姜之类。

内夹痰滞者，佐以厚朴、半夏、菖蒲、橘红之类。下兼寒湿者，佐以防己、细辛、海桐皮、威灵仙之类。

滑石，湿热霍乱之主药。热甚者，佐石膏；湿甚者，佐茵陈。

薏苡仁，霍乱转筋、溺秘者之主药也。

木瓜，霍乱转筋、溺不秘者之主药也。

香薷，夏令浴水，迎风而霍乱之主药也。

扁豆，中虚而暑湿霍乱之主药也。

西洋人参，虚人霍乱之主药也。

枳、桔、芦菔子，停食霍乱之主药也。

栀、豉、石菖蒲，秽浊霍乱之主药也。

楝实、黄柏、桑叶、丝瓜，霍乱而肝火盛者之主药也。

茅根、地丁、益母、蒲公英，霍乱而血分热炽之主药也。

竹茹、石斛、芦根、栀子、枇杷叶，霍乱呕哕之主药也。

厚朴、芦菔、大腹皮，霍乱胀满之主药也。

茵陈、连翘、绿豆皮、丝瓜络，霍乱身黄之主药也。

通草、车前、海金沙，霍乱无溺之主药也。

绿豆、银花、竹叶、黄连，霍乱误服热药之主药也。

旋覆、紫菀、麦蘖^①、芦菔子，霍乱误补之主药也。

人参、龙骨、牡蛎、甘草、石脂、余粮，霍乱大虚欲脱之主药也。

桂枝，伤寒转霍乱之主药也。

紫苏、藿香、生姜、厚朴、白豆蔻，霍乱因外寒之主药也。

吴茱萸、乌药、砂仁、高良姜，霍乱因内寒之主药也。

人参、白术、炙甘草、莲子，中虚而寒湿霍乱之主药也。

丁香、木香、川椒、神曲，瓜果、鱼蟹、生冷伤中霍乱之主药也。

干姜、附子、肉桂、硫黄，阳虚中寒而霍乱，及寒霍乱误服寒药之主药也。

---

① 麦蘖（niè 聂）：麦发芽后，甘平，归脾胃经，行气消胀，健脾开胃，退乳消积。

方剂①

卧龙丹

治诸痧中恶，霍乱五绝，诸般卒倒急暴之证。

西牛黄 飞金箔各四分 梅花冰片 荆芥 羊踯躅各二钱 麝香当门子五分 朱砂六分 猪牙皂角一钱五分 灯心炭二钱五分

九味共研细，瓷瓶密收，毋使泄气。以少许搐鼻取嚏。垂危重证，亦可以凉开水调灌分许。并治痈疽发背，蛇蝎、蜈蚣咬伤，用酒涂患处。

按： 羊踯躅，俗名闹羊花，辛温大毒，不入汤剂，入酒饮，能杀人。近目即昏翳。今肆中卧龙丹，以此为君药，又去牛黄而加蟾酥，减轻灯心炭，而冰麝不过略用些须耳。故药力大逊，甚不可恃。好善者必自配制也。

又

西黄六分 梅片 当门子 北细辛各一钱 牙皂 羊踯躅各二钱 灯心炭一两

七味制如上法，主治亦同。

立效丹

治同上。

---

① 方剂：原书此下首列收录方剂之目录，为规范体例省去。

砂仁①三两　明雄黄　硼砂各一两八钱　梅冰　当门子各九钱
火硝六钱　荜茇　牛黄各三钱

八味共研细，瓷瓶紧收，勿令泄气，每用分许，芦管吹入鼻内。若卒倒、气闭重证，则七窍及脐中均可放置，立苏。凡暑月入城市，抹少许于鼻孔，可杜秽恶诸气。

开关散

治番痧臭毒，痛如绞，气闭神昏欲绝之证。

灯心炭一两　羊踯躅三钱　北细辛　杜蟾酥　牙皂各二钱　牛黄　梅片　当门子各一钱

八味共研细，瓷瓶紧装，毋令泄气，每少许吹鼻，得嚏即生。

速效丹

治诸痧手足麻木，牙关紧急，目闭不语，胸背有红点，或咽肿心痛，及风餐露宿、寒暑杂感危急之证。

北细辛　牙皂各三钱五分　朱砂二钱五分　广木香　陈皮　桔梗
贯众　薄荷叶　防风　制半夏　甘草各二钱　枯矾一钱五分　白芷一钱

十三味，共研细末，瓷瓶紧装，每用三分，吹入鼻孔，寒湿内盛而病重者，开水调服一钱。方内②苏合香二钱尤妙。

按： 痧药方，药品珍贵者多。惟此价廉，用以搐鼻，颇亦有效。故人徐君亚枝尝合大料，交余在淳溪施送累年，乡人无不感颂。

---

① 砂仁：醉六堂本作"朱砂"。
② 内：醉六堂本此下有"入"字。

甘露消毒丹 天士

治暑湿霍乱，时感痧邪，及触冒秽恶不正之气，身热倦怠，胀闷肢酸，颐肿咽疼，身黄口渴，疟痢淋浊，泄泻疮疡，水土不服诸病。但看病人舌苔淡白，或厚腻，或干黄者，疫邪尚在气分，悉以此丹主之。凡医临证，亦当准此化裁，自可十全为上。

飞滑石十五两　绵茵陈十一两　淡黄芩十两　石菖蒲六两　川贝母　木通各五两　藿香　连翘　射干　薄荷叶　白豆蔻各四两

十一味，不可加减，生晒研细末，瓷瓶密收，每服三钱，开水温①服，日二。或以神曲糊丸弹子大，调化服亦可。此丹治湿温时疫，着效亦神。累年同人合送，价廉功敏，无出此方之右者，一名普济解疫丹。

太乙玉枢丹 一名解毒万病丹

治诸痧霍乱，疫疠障气，喉风五绝，尸疰鬼胎，惊忤癫狂，百般恶证，及诸中毒，诸痈疽，水土不服，黄疸鼓胀，蛇犬虫伤，内服外敷，功难殚述，洵神方也。

山慈菇去皮，洗净，焙　川文蛤即五倍子，捶破，洗刮内桴　千金子即续随子，去油，取净霜。各二两　红芽大戟洗，焙，一两　当门子三钱

五味，先将慈、蛤、戟三味研极细末，再入霜、香研匀。糯米汤调和，干湿得宜，于辰日净室中，木臼内杵千余下，每料分四十锭，故亦名紫金锭。再入飞净朱砂、飞净明雄黄各五钱尤良，或以加味者杵成薄片，切而用之，名紫金片。每服一钱，凉开水调下。孕妇忌之，又不可与甘草药同进也。

---

① 温：此后原衍"温"字，据光绪丁亥本删。

太乙紫金丹

治霍乱痧胀，岚瘴中恶，水土不服，喉风中毒，蛇犬虫伤，五绝暴厥，癫狂痫疽，鬼胎魇魅，及暑湿温疫之邪，弥漫熏蒸，神明昏乱，危急诸证。

山慈菇　川文蛤各二两　红芽大戟　白檀香　安息香　苏合油各一两五钱　千金霜一两　明雄黄飞净　琥珀各五钱　梅冰　当门子各三钱

十一味，各研极细，再合研匀，浓糯米饮。杵丸绿豆大，外以飞金为衣，每钱许，凉开水下。

按：一瓢云：此方比苏合丸而无热，较至宝丹而不凉，兼玉枢丹之解毒，备二方之开闭，洵为济生之仙品，立八百功之上药也。又，按昔人所云：太乙丹能治多病者，即上二方也。今俗传太乙丹，不知创自何人。药品庞杂，群集燥热，惟风餐露宿藜藿人寒湿为病者，服之颇宜。若一概施之，误人匪浅。

行军散

治霍乱痧胀，山岚瘴疠，及暑热秽恶诸邪，直干包络，头目昏晕，不省人事，危急等证，并治口疮喉痛，点目去风热障翳。搐鼻，辟时疫之气。

西牛黄　当门子　真珠　梅冰　硼砂各一钱　明雄黄飞净，八钱　火硝三分　飞金二十页

八味，各研极细如粉，再合研匀，瓷瓶密收，以蜡封之。每三五分，凉开水调下。

千金丹—名人马平安散

治同上。

明雄黄　硼砂　硝石各一两　朱砂五钱　梅冰　当门子各二钱
飞金一百页

七味，各为细末合研匀，瓷瓶紧装，每二三分，凉开水下。或嗅少许于鼻内，或加牛黄。洄溪云：此秘方也。

紫雪

治疹胀秽毒，心腹疼痛，霍乱火炽，躁瞀烦狂。及暑火温热，瘴疫毒疠诸邪，直犯膻中猝死。温疟发斑，狂易叫走，五尸五疰，鬼魅惊痫，急黄蛊毒，麻痘火闭，口舌生疮。一切毒火邪火，穿经入脏，蕴伏深沉，无医可治之证。

黄金百两, 石顽云：须赁金铺中炼过叶子煮之方有性味，而止用十两。薛公望云：不用亦可。洄溪云：如用飞金万页研入，尤妙　寒水石石顽云：如无真者，以元精石代之　磁石醋煅　石膏　白滑石各三斤, 石顽止用各五两

四石共捣碎，用水一斛, 石顽：一斗。连金煮至四斗, 石顽：五升。去滓，入下药：

犀角屑　羚羊角屑　青木香切　沉香研, 各五斤, 石顽止用五钱, 按斤字恐是两字之讹　丁香一两, 石顽止用一钱。洄溪云：可用二两　元参切升麻各一斤, 石顽用一两六钱　甘草八两, 石顽用生者八钱, 洄溪用炙

八味，入前药汁中，煮取一斗五升, 石顽：一升五合。去滓，入下药：

朴硝十斤, 石顽用芒硝一两　焰硝四斤, 石顽用三两, 洄溪云：余制此二硝，止用十之一

二味，入前药汁中，微火上煎。柳木篦搅不住手，候有七升，<small>石顽：七合半。</small>投在木盆中半日，欲凝，入下药：

朱砂<small>研细，水飞净，三两，石顽：五钱</small>　当门子<small>研，一两二钱五分，石顽：一钱二分</small>

二味，入前药中搅匀，勿见火，寒之二日。候凝结成霜紫色，铅罐密收，每服三四分至一钱，量用，新水调灌。

按：《鸡峰方》无磁石、滑石、硝石。二角只用各十两，丁、沉、木香各五两，升麻六两，朴硝二斤，麝香却用三两。余六味分两同。《医通》云：此方即千金元霜加甘草、丁香、朱砂三味，遂易紫雪之名。余以其香味易散，故减小其制。窃谓宜从张氏配合为是。

碧雪

治热极火闭，痧胀昏狂，及霍乱误服热药，烦躁瞀乱，及时疫愦乱，便秘发斑，一切积热，咽喉肿痛，口糜龈烂，舌疮喉闭，水浆不下等证。

寒水石　石膏　硝石　朴硝　芒硝　牙硝　青黛　甘草

八味等分，先将甘草煎汤去滓，纳诸药再煎。以柳木篦不住手搅令消镕^①得所，却入青黛和匀，倾入砂盆内，候凝结成霜，研细密收。每钱许，凉开水下。上焦病以少许含化咽津。不能咽物者，芦筒吹入喉中，齿舌病抹患处。

绛雪<small>一名八宝红灵丹</small>

治霍乱痧胀，肢厥脉伏，转筋昏晕，瘴疠时疫，暑毒下痢等

---

① 镕：熔化。

证。并治喉痹牙舌诸病汤，火金刃诸伤，均搽患处。

朱砂　牙硝各一两　明雄黄飞　硼砂各六钱　礞石煅，四钱　梅片　当门子各三钱　飞真金五十页

八味，择吉日净室中各研极细，再研匀，瓷瓶紧收。熔蜡封口，毋使泄气，每一分，凉开水送下，小儿减半，以药佩带身上，可辟疫气，牛马羊瘟，以此点其眼即愈。

飞龙夺命丹

治痧胀疞痛，霍乱转筋，厥冷脉伏，神昏危急之证，及受温暑瘴疫，秽恶阴晦诸邪，而眩晕痞胀。瞀乱昏狂，或卒倒身强，遗溺不语，身热瘛疭，宛如中风。或时证逆传，神迷狂谵，小儿惊痫，角弓反张，牙关紧闭诸证。

朱砂飞，二两　明雄黄飞　灯心炭各一两　人中白漂煅，八钱　明矾　青黛飞。各五钱　梅冰麻黄去节。各四钱　真珠　牙皂　当门子　硼砂各三钱　西牛黄二钱　杜蟾酥　火硝各一钱五分　飞真金三百页

十六味，各研极细，合研匀，瓷瓶紧收，毋令泄气，以少许吹鼻取嚏。重者，再用凉开水调服一分，小儿减半。

按：此丹芳香辟秽，化毒祛邪，宣气通营，全体大用，真有斩关夺隘之功，而具起死回生之力也。

炼雄丹

治暑秽痧邪，直犯包络，神明闭塞，昏愦如尸，及霍乱初定，余热失清，骤尔神昏，如醉如寐，身不厥冷，脉至模糊者。皆燥热无形之气，蒙蔽膻中，如人在烟尘障雾中行，治失其宜，渐渐燥闷而死。此非牛黄清心、犀角地黄等方可疗，此丹主之。

极明雄黄一分，研极细　提净牙硝六分

研细，同入铜勺内，微火熔化拨匀，俟如水时，急滤清者于碗内，粗渣不用，俟其凝定收藏，此丹灶家秘制也。

按： 此法见《游宦纪闻》，陈平伯载此方，黄多而硝少。素园纠其误，谓黄多硝少。何能熔化，今依杨定雄一硝六为率。

木通一钱　通草三钱　陈雨水按[①]冬雪水似更良

一碗煎出味，去滓，再以陈雨水九碗，与药汁和匀，每次用药水一碗，磨入犀角三分，挑入炼雄三厘调匀，徐徐冷灌。能于三日内服尽十碗药水，必有清痰吐出数碗而愈。簜斋尝亲验矣。

三圣丹

治寒湿为病，诸痧腹痛，霍乱吐泻。

木香一两，不见火　明雄黄二两　明矾三两

共研细末，以鲜荷叶、橘叶、藿香叶各二两捣汁，丸绿豆大，每服九分。重者，再服。

蟾酥丸

治暑月贪凉饮冷，食物不慎，兼吸秽恶，成痧胀腹痛，或霍乱吐泻。

杜蟾酥烧[②]酒化　朱砂飞。各五钱　明雄黄飞　茅山苍术土炒焦。各一两　丁香　牙皂各三钱　当门子一钱

七味，各研极细，蟾酥打丸，凤仙子大，辰砂为衣，放舌底化下。重者二三丸。洄溪云：此秘方也。

---

① 按：醉六堂本作"用"。
② 烧：原作"火"，据醉六堂本及文义改，下同。

又方　治同上。

杜蟾酥烧酒化开　明雄黄水飞。各三钱　丁香　木香　沉香各二钱
茅山苍术土炒焦，四钱　朱砂飞，一钱五分　当门子一钱　西牛黄三分

　　九味，各研极细。择上吉日，净室中合研匀。同蟾酥，加糯米粽尖五个，捣千余下，丸如椒子大，晒干，盛于瓷碗内，再用朱砂一钱五分，烧酒调涂碗内，盖好，用力摇一二千下，则光亮矣。密收瓷瓶内，每三粒。轻者，一粒；重者，五粒。泉水下。

姚氏蟾酥丸

治同上。

杜蟾酥烧酒浸烊，如无杜酥，可以东酥加倍　明雄黄研　朱砂飞。各二两　木香晒　丁香晒　茅术炒　滑石飞。各四钱　当门子一两

　　八味，各研极细，和入蟾酥杵匀，丸黍米大，每药丸就四两，以火酒喷湿，盖在碗内，加入飞净朱砂六钱，竭力摇播，以光亮为度。

又一名通灵万应丹　治同上，而力较峻。

杜蟾酥九钱，烧，酒化　锦纹大黄晒干，六两　朱砂飞　明雄黄飞
明天麻焙干　麻黄去节，焙。各三两六钱　甘草去皮微炒，二两四钱　丁香六钱　当门子三钱　茅术米泔水浸，切焙，三两

　　十味，各为细末，以糯米粥浆和，杵丸芦菔子大，朱砂为衣。每七丸纳舌下少顷，阴阳水下。若研细吹鼻，亦可取嚏。

霹雳散

治阳虚中寒，腹痛吐泻，转筋肢冷，汗淋苔白，不渴，脉微欲绝者。

附子浓甘草汤煎去毒　　吴茱萸泡去第一次汁，盐水微炒。各三两　　丝瓜络烧酒洗，五两　　伏龙肝①二两，烧酒一小杯收干　　木瓜络石藤七钱，煎汁炒干，一两五钱　　丁香蒸晒，一两

六味，共为极细末，分作十九服，外以醋半酒杯，盐一钱五分，藕肉一两五钱，煎滚，瓦上炙存性研。每服加三厘，每病止须用半服，参汤下。

按：确系寒证，此散固佳，若未辨阴阳，而用热药，以为外治，尚无大害，内服之药，极宜审慎，勿轻试也。

回阳膏

治同上。

生香附或用吴茱萸亦可，一两八钱　　母丁香一两二钱　　上桂心八钱　　倭硫黄五钱　　当门子四钱

五味，共研极细，瓷瓶密收。每二三分安脐中，以膏药封之，一时即愈。孕妇忌贴。

按：霍乱转筋，既有寒暑之分，亦有寒暑杂感而成者。更有暑伏于内，而寒束于外者，故服药最宜审慎。况利多亡阴，津液大夺，虽可投热药者，亦恐刚烈劫阴，终于不救。此方药虽猛峻，而仅取其气由脐入腹，自能温通脏腑，以逐寒邪，不致伤阴，诚为善策。惟口渴苔黄，下利极热者，显为阳证。虽见肢冷脉伏，亦勿妄贴此膏，更张其焰也。

以上诸方，虽分别热证、寒证之治，而和平猛厉，用得其宜，并皆佳妙。然非仓卒可办者，故列诸前茅。冀仁人君子，量

---

① 伏龙肝：醉六堂本作"陈伏龙肝"。

力制备，刊明药味证治，广为传播。俾医家病家，一览了然，不但将死者可以得生，而不死者亦不致误药以丧其生，利济之功，不其伟哉。方下兼及别证治例者，既不敢没良方之大用，且以推广施药之仁怀也。

黄芩汤《伤寒论》

治温病变霍乱之主方，用者因证加减。

黄芩三两　炙草　芍药各二两　大枣十二枚

水一斗，煮取三升，去渣，温服一升，日再，夜一服。

黄芩加半夏生姜汤《伤寒论》

原方加半夏半升，生姜三两。

按： 冬伤于寒，至春发为温病，有或利或呕之兼证，皆少阳犯阳明也。故仲圣以黄芩清解温邪，协芍药泄迫血之热，而以甘、枣、夏、姜，奠安中土，法至当矣。其温病转为霍乱，果由中虚饮聚而伏邪乘之者，仍宜以此法治之。如火势披猖，上冲下迫，或脉数口渴，或热深厥深，则无藉乎奠中涤饮，当从事于泻火清中，举一反三，在人善悟也。

栀子豉汤《伤寒论》

治温热暑疫，转为霍乱之主剂。

栀子十四枚　香豉四合，绵裹

水四升，先煮栀子，得二升半，内豉，煮取升半，去滓，分二服。

按： 此伤寒吐剂也，然古方栀子生用，故能涌吐。今皆炒黑用之，虽不作吐，洄溪谓其涤热除烦之性故在也。而余之治热霍乱，独推以为主剂。盖栀子苦寒，善泄郁热，故《肘后方》以之治干霍乱矣。豉经蒸腐，性极和中。凡霍乱多由湿郁化热，夹秽浊恶气，而扰攘于中宫，惟此二物，最为对证良药。奈昔人皆不知察也。且二物之奇，匪可言罄，如偶以银花、竹叶清暑风，配以白蔻、菖蒲宣秽恶，湿甚者，臣以滑、朴；热胜者，佐以芩、连。同木瓜、扁豆则和中，合甘草、鼠粘而化毒。其有误投热药而致烦乱躁闷者，亦可藉以为解救，厥功懋矣。而古今之治霍乱者，从不引用，岂非一大阙典耶。

白虎汤《伤寒论》

治暑热炽盛而为霍乱者。

石膏一斤　知母六两　甘草炙，二两　粳米六合

水一斗，煮米熟汤成，去滓，温服一升，日三服。

按：治霍乱，粳米须用陈仓者。或用生苡仁亦妙。

白虎加人参汤《伤寒论》

治证如前，而元气已虚者。

原方加人参三两。

按：白虎汤神于解热，妙用无穷。加人参，则补气以生津；加桂枝，则和营而化疟；加苍术，则清湿以治痿。变而为竹叶石膏汤，则为热病后之补剂。余因推广其义，凡暑热霍乱之兼表邪者，加香薷、苏叶之类。转筋之热极似寒，非反佐莫能深入者，少加细辛、威灵仙之类。痰湿阻滞者，加厚朴、半夏之类。血虚内热者，加生地、地丁之类。中虚气弱者，加白术、苡仁之类。

病衰而气短精乏者，加大枣、枸杞之类。无不奏效如神也。

竹叶石膏汤《伤寒论》

治中虚暑热霍乱，及霍乱已定，而余热未清，虚羸少气者。

竹叶二握　生石膏一斤　半夏半升，洗　人参三两　麦门冬一升
粳米半升　甘草炙，二两

水一斗，先煮六味，取六升，去滓，纳粳米，煮米熟汤成，去米，温服一升，日三。按《集验》云：此方加生姜，治呕最良。余谓治霍乱，宜用地浆煎更妙。

桂苓甘露饮河间

治暑热夹湿之霍乱。

桂去皮　白术　猪苓各五钱　茯苓去皮　泽泻各一两　寒水石
石膏　甘草炙。各二两。一方甘草一两五钱　滑石四两

九味为末。每三钱，温水或新汲水，或生姜汤，量证调下。小儿每服一钱。按：此方，一名桂苓白术散。一方不用猪苓，或云去猪苓加人参，名桂苓白术散。

六一散即益元散，一名天水散。河间

桂府腻白滑石六两　甘草炙，一两

二味为末。每三钱，温水或新汲水调下，日三。夹表邪者，以葱白五寸，豆豉五十粒，煎汤调下。本方加黄丹，名红玉散。加青黛，名碧玉散。加薄荷，名鸡苏散。加朱砂，名辰砂益元散。

葱豉汤 《肘后》

治霍乱发斑。

葱白一握　香豉三合

水煎，入童子小便一合，日三服。

按：石顽云：本方药味虽轻，功效最著，凡虚人风热，伏气发温，及产后感冒，靡不随手获效。余谓胎前外感，何尝不是妙剂。芦根、竹叶、苏叶、黄芩，可以随证佐入。

四苓散 《温疫论》

治湿盛霍乱，胸闷溺涩而渴者。

茯苓　猪苓　泽泻　橘皮

水煎服。

按：吴氏五苓去桂，而治胃中湿热，最为有见，且以橘皮易术，则无实中之弊，而有利气之功，当变而变，斯为善用古法。欲平霍乱者，宜知所趋响矣。

平胃散 《局方》

治湿盛于中，霍乱吐泻。

茅术去粗皮，米泔浸，五①两　紫厚朴去皮，姜汁炒　陈皮去白。各三两二钱　甘草炙，二两

四味为末。每服二钱，水一盏，姜一片，煎七分服。转筋者加木瓜。本方加藿香、半夏，名金不换正气散。

---

① 五：醉六堂本作"四"。

藿香正气散

治湿蕴于中，寒袭其外，而为霍乱吐泻者。

厚朴　陈皮　桔梗　白术　半夏各二两　大腹皮一本作苍术，或
用槟榔亦可　白芷　茯苓　苏叶　藿香各三两　甘草炙，一两

十一味为粗末。每三钱，姜三片，枣一枚，煎服。《兰台轨
范》。此方无白术，似更妥。谢城

按：上二方，皆治风寒外感，食滞内停。或兼湿邪，或吸秽
气，或伤生冷，或不服水土等证，的是良方。若温暑热证，不兼
寒湿者，在所切禁。今人谓其统治四时感证，不审病情，一概滥
用，殊可笑也，用治霍乱，姜枣宜裁。

半夏厚朴汤一名四七汤。《金匮》

治情志不舒，痰湿阻气，而成霍乱者。

半夏一升　厚朴三两　茯苓四两　干苏叶二两　生姜五两

水七升，煮取四升，分温四服。

按：此方既主七情不适之郁痰证，亦治寒湿不化，风感外
侵，食滞不消。误投滋补，因而病剧者，无不所响辄捷。

六和汤

治夏月虚人外感风寒，内伤生冷之霍乱吐泻，而身发热者。

香薷二钱　人参　茯苓　甘草炙　扁豆　厚朴制　木瓜　杏仁
去皮尖　半夏各一钱　藿香　砂仁炒研。各六分　生姜三片　大枣一枚

水煎服。

香薷饮《局方》

治暑月乘凉饮冷，阳气为阴邪所遏，头痛发热，恶寒烦躁，口渴腹满之霍乱。

香薷一斤 厚朴姜汁炒 白扁豆各半斤

三味为粗末。每五钱至一两，水煎，冷服。

黄连香薷饮《活人》

治同上。

原方加姜汁炒黄连四两。

左金丸

治霍乱转筋，肝火内炽，或吐青绿苦水者。

川连六两 吴茱萸取陈而开口者，一两

二味同煮干为细末，米饮糊丸，绿豆大。每三钱，陈木瓜五钱，煎汤下。吐酸味者，竹茹、生苡仁各三钱，煎汤下。

按：张雨农司马见余采此方，极为首肯。云：尝在都城，见杜石樵少宰，亦用此药，治愈多人也。

黄芩定乱汤梦隐

治温病转为霍乱，腹不痛而肢冷脉伏，或肢不冷而口渴苔黄，小水不行，神情烦躁。

黄芩酒炒 焦栀子 香豉炒。各一钱五分 原蚕沙三钱 制半夏 橘红盐水炒。各一钱 蒲公英四钱 鲜竹茹二钱 川连姜汁炒，六分 陈吴萸泡淡，一分阴阳水二盏，煎一盏，候温徐服。转筋者，加生苡仁八钱，丝瓜络三钱。溺行者，用木瓜三钱。湿盛者，加连翘、茵陈各三钱。

燃照汤《霍乱论》

治暑秽夹湿，霍乱吐下，脘痞烦渴，苔色白腻，外显恶寒肢冷者。

飞滑石四钱　香豉炒，三钱　焦栀二钱　黄芩酒炒　省头草各一钱五分　制厚朴　制半夏各一钱

水煎，去滓，研入白蔻仁八分，温服。苔腻而厚浊者，去白蔻，加草果仁一钱煎服。

连朴饮《霍乱论》

治湿热蕴伏而成霍乱，兼能行食涤痰。

制厚朴二钱　川连姜汁炒　石菖蒲　制半夏各一钱　香豉炒　焦栀各三钱　芦根二两

水煎温服。

蚕矢汤《霍乱论》

治霍乱转筋，肢冷腹痛，口渴烦躁，目陷脉伏，时行急证。

晚蚕沙五钱　生苡仁　大豆黄卷各四钱　陈木瓜三钱　川连姜汁炒，二钱　制半夏　黄芩酒炒　通草各一钱　焦栀一钱五分　陈吴萸泡淡，三分

地浆或阴阳水煎，稍凉，徐服。

解毒活血汤梦隐

治温暑痧邪，深入营分，转筋吐下，肢厥汗多，脉伏溺无，口渴腹痛，面黑目陷，势极可危之证。

连翘　丝瓜络　淡紫菜各三钱　石菖蒲一钱　川连吴萸水炒，二钱　原[①]蚕沙　地丁　益母草各五钱　生苡仁八钱　银花四钱

地浆或阴阳水，煮生绿豆四两，取清汤煎药，和入生藕汁，或白茅根汁，或童便一杯，稍凉徐徐服。

驾轻汤《霍乱论》

治霍乱后，余邪未清，身热口渴，及余热内蕴，身冷脉沉，汤药不下而发呃者。

鲜竹叶　生扁豆各四钱　香豉炒　石斛各三钱　枇杷叶刷，二钱　橘红盐水炒　陈木瓜各一钱　焦栀一钱五分

水煎温服。

昌阳泻心汤梦隐

治霍乱后，胸前痞塞，汤水碍下，或渴或呃。

石菖蒲　黄芩酒炒　制半夏各一钱　川连姜汁炒，五六分　苏叶三四分　制厚朴八分　鲜竹茹　枇杷叶刷，各二钱　芦根一两

天雨水急火煎，徐徐温服。小溲秘涩者，加紫菀。此方甚巧。

谢城

按：此泻心汤证也，何必另立方治？以暑热秽浊之邪，与伤寒不同，故五泻心皆有圆柄方凿之格，漫为引用。岂徒无益已

---

① 原：原作"厚"，据醉六堂本改。

哉？兹以菖蒲为君，辛香不燥，一名昌阳者，谓能扫涤浊邪，而昌发清阳之气也。合诸药以为剂，共奏蠲痰泄热、展气通津之绩，已历试不爽矣。

麦门冬汤《金匮》

治霍乱后，余热未清，神倦不饥，无苔而渴，或火升气逆，干咳无痰。

麦冬一两　制半夏一钱五分　人参一钱　甘草炙，六分　粳米半合
大枣四枚，擘

水煎，温分四服。

按： 海藏以竹叶易半夏，治温热后房劳复之气欲绝者，大效。余谓即不因房劳复，而气液两亏，不能受重剂峻补，皆可以此汤接续其一线之生机，余屡用辄效。

致和汤《霍乱论》

治霍乱后，津液不复，喉干舌燥，溺短便溏。

北沙参　生扁豆　石斛　陈仓米各四钱　枇杷叶刷　鲜竹叶
麦冬各三钱　陈木瓜六分　生甘草一钱

水煎服。

五苓散《伤寒论[①]》

治伤寒转霍乱，身热头疼，渴欲饮水。

白术石顽云：宜用生白术　茯苓　猪苓各十八铢。按二十四铢为一两，每铢重四分二厘弱，六铢为锱，即二钱五分，十八铢即七钱五分　泽泻一两六铢

---

① 论：原缺，据醉六堂本和文义补。

桂五钱

五味为末。以白饮和服方寸匕，日三，多饮暖水，汗出愈。

按：仲圣于霍乱，分列热多寒多之治，皆为伤寒转为霍乱而设。故二多字最宜玩味，所云：热多者，谓表热多于里寒也；寒多者，里寒多于表热也。岂可以热多二字，遂谓此方可治热霍乱哉。沈果之云：其用桂者，宣阳气，通津液于周身，非用之以通水道下出也。用泻、术、二苓，以通三焦之闭塞，非开膀胱之溺窍也。如果热入而渴，复用桂、术以温液耗津，又加苓、泽以渗之，是热之又热，耗之又耗，速之毙矣。余谓观此，则多饮暖水，汗出愈之义益明。故霍乱无阳气郁遏、身热之表证，无三焦闭塞、气化不宣之里证，而欲饮水者，切勿误解热多为热证，而妄援圣训，浪投此药也。石顽、又可皆语焉未详，河间则加三石以驾驭之，兹复详述方义，庶用者，知所取舍焉。而今人治湿热病，不察其有无外夹风寒，内伤生冷之兼证，辄以胃苓汤为通用之方，因而偾事者亦多，且古方用散，不过三钱，权量又小，今世改为汤剂，动辄一二两，权量又大。宜乎中病者恒少；而误人者恒多也。岂独霍乱然哉！可慨也夫。

又按：此方与苓桂术甘汤，同为温中涤饮之剂，而力较峻。凡霍乱之寒湿内盛，水饮阻闭三焦者，虽外无风寒之表邪，未尝不可用也。故亦治水蓄之疝，湿聚之肿。气滞者加厚朴，气虚者加人参，名春泽汤。用药如用兵，苟能量敌而选将，斯战无不克矣。

理中丸 《伤寒论》

治寒霍乱，口不渴者。

人参　甘草　白术　干姜各三两

四味捣筛为末，蜜和丸，鸡黄大。以沸汤数合，和一丸碎研，温服之，日三夜二，腹中未热，益至三四丸，然不及汤，汤法以味依两数切，用水八升，煮取三升，去滓，温服一升，日三。

加减法：若脐上筑者，肾气动也，去术加桂四两。尤氏云：脐上筑者，脐上筑筑然跳动，肾气上而之脾也。脾方受气，术之甘能壅脾气，故去之。桂之辛能下肾气，故加之。按：此阳虚之肾气动，欲作奔豚也。故去术加桂，以杜其上凌之萌。若阴虚而脐上筑筑者，大忌刚燥之剂，非峻滋肝肾之阴不可。盖一为水动，一为火动也。

吐多者，去术，加生姜三两。尤氏云：吐多者，气方上壅，甘能壅气，故去术。辛能散气，故加生姜。按：邹润安云：即吐且利，有属太阴者，有属少阴者。在少阴，则无用术之理。在太阴，亦在可用、不可用之列。以术能治脾胃虚，不能治脾胃实。故吐多者，去之。下多者，还用之。盖术能举脾之陷，不能定胃之逆也。又洄溪云：寒霍乱可用理中者，百不得一。余谓是霍乱矣，可用理中矣。尚有如此细密加减之法，何今人既不议病，又不议药，轻于一试，何异以不教之民，而使之战耶。吁，可哀已。

下多者，还用术。悸者，加茯苓二两。尤氏云：下多者，脾气不守，故须术以固之。悸者，肾水上逆，故加茯苓以导之。按：今人治霍乱，既不辨其证之虚实寒热，亦不察其吐多下多。温补率投，漫无忌惮者，吾不知其何心也。

渴欲得水者加术，足前成四两半。尤氏云：渴欲得水者，津液不足，白术之甘，足以生之。按：此渴因脾虚不能为胃行其津液，故加术以补脾而致其津夜也。所谓白术能生津液者，其义如此，岂热烁津液而渴者，所堪一试哉。

腹中痛者，加人参，足前成四两半。尤氏云：腹中痛者，里虚不足。人参之甘，足以补之。按：里虚腹痛，必喜温按。

寒者，加干姜，足前成四两半。尤氏云：寒者，腹中气寒也。干姜之辛，足以温之。按：五苓，主热多，谓表有热也。理中，主寒多，谓里有寒也。故方下既有腹中未热，益至三四丸之法。此复云：寒者加干姜，是腹中尚未热。故独于此味，又加重也。盖腹中寒，为寒之真谛。故仲圣不嫌烦复，而琐琐教人，以此为辨证之法。顾昧者一见吐下肢寒，略不察其腹中光景何如，擅以姜、附、丁、桂欲其转热，遂至从此而一身皆冷。呜呼！岂未闻热深厥深之圣训乎。

腹满者，去术，加附子一枚。服汤后如食顷，饮热粥一升许，微自温，勿发揭衣被。尤氏云：腹满者，气滞不行也。气得甘则壅，得辛则行，故去术加附子。按：饮热粥一升许，固是助药力，亦是辨证法。设时行热霍乱，不但热粥在所大忌，即使不忌，亦万不能强饮升许。果能饮热粥升许者，岂非虚寒为病乎？故可以理中治之，若蔽于古而不知今，是房琯之以车战也。

按：原方加附子，名附子理中汤。加青皮、陈皮，名治中汤。加枳实、茯苓，名枳实理中汤。加黄连，名连理汤。合五苓，名理苓汤。

厚朴生姜半夏甘草人参汤《伤寒论》

治虚人寒湿霍乱。

厚朴去皮，炙　生姜切。各半斤　半夏洗，半升　甘草炙，二两　人参一两

水一斗，煮取三升，去滓，温服一升，日三。

四逆汤《伤寒论》

治阴寒霍乱，汗出而四肢拘急，小便复利，脉微欲绝，而无头痛口渴者。

生附子一枚　干姜一两半　甘草炙，二两

水三升，煮取一升二合，去滓，分温再服。强人可用大附子一枚，干姜三两。

按：附子干姜，非攻荡之品，何以强人，乃可加倍用。盖无论补泻寒热诸药，皆赖身中元气载之以行。故①气强者，堪任重剂。若气弱者，投剂稍重，则气行愈馁，焉能驾驭药力以为补泻寒热之用耶。凡事皆然，用药特其一端耳。顾知之者鲜，所以覆败多而成功少也。

通脉四逆加猪胆汁汤《伤寒论》

治阴寒霍乱愈后，四肢拘急，脉微欲绝者。
前方加入猪胆汁半合和服。如无猪胆，以羊胆代之。

附子粳米汤《金匮》

治中寒霍乱，肢冷腹痛，吐少、呕多者。

附子姜汁炮，切　半夏姜汁炒　甘草炙。各三钱　大枣十枚，擘　粳米半升

---

① 故：原作"敢"，据醉六堂本改。

水五升，煮米熟汤成，去滓，温服一升。

吴茱萸汤《伤寒论》

治少阴吐利，厥逆烦躁，及厥阴寒犯阳明，食谷欲呕。

吴茱萸一斤，洗　人参三两　生姜六两，切　大枣十二枚，擘

水七升，煮取二升，去滓，分三服。

浆水散洁古

治阴寒霍乱，暴泻如水，汗多身冷，气少腹痛，脉沉或脱者。

甘草　干姜　附子　桂各五钱　良姜　半夏俱醋炒。各二钱

浆水煎，去滓，冷服。

按：石顽云：浆水乃秫米和曲酿成，如醋而淡。今人点牛乳作饼用之，或用澄绿豆粉之浆水尤佳。余谓地浆亦可用。

冷香饮子

治阴寒霍乱，腹痛，脉沉细，或弦紧，无汗恶寒，面如尘土，四肢厥逆，阳气大虚之证。

甘草　附子　草果仁　橘红各一钱　生姜五片

水煎，冷服。

大顺散《局方》

治袭凉饮冷，阴寒抑遏阳气而成霍乱，水谷不分，脉沉而紧者。

甘草四两八钱　干姜　杏仁去皮尖　桂心各六钱四分

先将甘草同白砂炒至八分黄熟，王晋三云：白砂即河砂。次入干姜同炒，令姜裂，次入杏仁同炒，候不作声为度。筛去砂，与桂心同捣为散，每二钱，水煎服，或沸汤调服。如烦躁，井华水[①]调下。

按：洄溪云：此治暑月内伤饮冷证，非治暑也。又甘草多于诸药八倍，亦非法。此等病，百不得一，而世人竟以之治燥火之暑病，杀人无算，可胜悼哉。余谓以上三方，皆治夏令因畏热而浴冷卧风，冰瓜过啖，反为阴湿所伤致病，实夏月之伤寒也。故用药如是，如《名医类案》所载：罗谦甫治商参政与完颜小将军二案，俱用热药，俱不名曰暑病。又吴球治暑月远行人案，直曰中寒。盖深恐后世误以热药治暑，故特举病因以称之。可谓名正言顺矣。乃昧者犹误谓此等方为治暑之药，诚有一盲引众盲，相将入火坑之叹。夫盛夏之有寒病，犹隆冬之有热病，虽不多见，而临证者，不可不谛辨而施治也。

神香散景岳

治霍乱因于寒湿凝滞气道者。

丁香　白豆蔻各七粒

二味研末，清汤下。小腹痛者，加砂仁七粒。

按：晋三云：此方治寒湿痧胀有神功。与益元散治湿热痧胀，可谓针锋相对。

来复丹《局方》

治上盛下虚，里寒外热，伏暑夹阴霍乱危证。

---

① 井华水：早晨第一次汲取的井泉水。

太阴元精石　舶上硫黄　硝石各一两。用硫黄为末，微火炒，结成沙子大　橘红　青皮去白　五灵脂澄去沙，炒令烟尽。各二钱

六味为末，醋糊丸豌豆大。每服三十丸，白汤下。

桂枝汤《伤寒论》

治寒霍乱后，身痛不休。

桂枝去皮　芍药　生姜切。各三两　甘草炙，二两　大枣十二枚，擘

水七升，微火煮取三升，去滓，适寒温服一升，须臾，啜稀热粥一升余，以助药力。

异功散

治霍乱后，中虚主剂。

人参一钱至三钱　白术炒黄，一钱至二钱[①]　茯苓一钱至钱半　甘草炙，六分至一钱　橘红一钱

水煎服。肝风动而身痛肢浮者，加木瓜、姜、枣。

梅花丸

治体虚多郁，血热气怠，木土相乘，呕泻腹痛，易感痧秽霍乱者。久服可杜外患，兼除宿恙。亦主肝胃久痛，消癥，调经带，催生种子，孕妇忌之。

绿萼白梅蕊三两　飞滑石七两，以粉丹皮八两煎汁制透，去丹皮晒干

四制香附三两　甘松　蓬莪术各五钱　山药　茯苓各三钱五分　人参潞参、洋参、高丽参皆可因人酌用　嫩黄芪　益智仁　砂仁勿见火。各三钱

远志肉甘草水制，二钱五分　木香不见火，一钱五分　桔梗一钱　甘草七分

---

① 二钱：醉六堂本作"二钱半"。

十五味，各研细末，合研匀，炼白蜜捣丸，每丸重一钱，白蜡匮①之。每一丸去匮，开水调服。

按：此方调和气血，舒郁培元，男女皆堪久任以杜诸痾。不仅可已肝胃之疼，而御肠胃之乱也。孕妇体坚，或胎气多滞者，正宜用以宣展充畅，惟虚而不固者忌之。

资生丸

调和脾胃，运化饮食，滋养营卫，消除百疾，可杜霍乱等患。

人参酌用同上　白术各三两　橘红　楂肉　神曲各二两　茯苓一两五钱　甘草炙，五钱　川连姜汁炒　白蔻仁各三钱五分

九味研细末，炼白蜜捣丸弹子大。每食后细嚼一丸，开水下，严寒时，或用淡姜汤下。

按：石顽云：此古方也。与后人加味者，虽繁简不同，而功效不异。

缪氏资生丸

治同上。

人参人乳浸，饭上蒸，烘干　白术米泔水浸，山黄土拌蒸九次，晒九次，去土切片，焙干。各三两　楂肉蒸　橘红略蒸。各二两　白茯苓细末水澄，蒸，晒干，入人乳再蒸，晒干　怀山药切片，炒　白扁豆炒　湘莲肉炒　芡实粉炒黄　薏苡仁炒。各一两五钱　麦芽炒研，磨取净面，一两　藿香叶不见火　甘草去皮炙　桔梗米泔浸，去芦蒸。各五钱　泽泻切片，炒　白蔻仁勿见火。各三钱五分　川连如法炒七次，三钱

---

① 匮：醉六堂本作"衣"。下同。

十七味，如法修事①，细末，炼白蜜捣丸，每丸重二钱。饮后白汤，或橘皮汤、砂仁汤嚼化下。

按：《治法汇》《医通》《兰台轨范》载此方，皆有神曲二两，其余分两亦稍有参差。《名医方论》有神曲，无泽泻。《广笔记》云：妊娠三月，阳明脉养胎，阳明脉衰，胎无所养，故易堕也。宜服此丸。洄溪云：此方治怀孕气阻，用兼消补之法，以止呕吐而固胎气，意颇可取。余谓保胎止吐，皆健运脾胃之功，故曰资生，夫脾胃位镇中枢，而司出纳，为人生后天之本。一失健运，百病丛生。凡衰老稚弱，及饥饱不时，劳逸过度，思虑久伤之辈，脾胃尤易受病。若能常服此丸，俾升降不愆，周流无滞，挥霍撩乱，于是弭焉。

俱收并蓄，待用无遗，为将为医，理无二致，对证发药，谚语堪师，十剂七方，阵图有法，故必药性明而兵法谙，始可制方临敌也。先药性，后方剂，特其大略耳。神明变化，存乎其人，方先外治而后内服，昭慎重也。始卧龙而中结以致和，末殿以资生，其有如卧龙之才者，出而拨乱反正，以致中和，则天地位，万物育，化日舒长，更何疫疬之有哉。谨拭目待之，以慰余重订此书之意焉。故列药方第四。

---

① 事：醉六堂本作"制"。

陈跋 ①

霍乱，急证也，而古无专书，间或及之，亦语焉未详。故临证者，苦无成法可遵。海昌王梦隐先生，曩游玉环，尝著专论以寿世。定州杨素园大尹，重刻于西江，谓其理明辞达，指陈病机。若黑白之不可混淆，顾海内多故，板之存否，杳不可知。壬戌夏，此间霍乱盛行，求先生书不易得，适先生避乱来游，恻然伤之，慨将原稿重为校订。语加畅，法加详，类证咸备，寓意持深。读此书者，苟能隅反，不但为霍乱之专书也。因请于先生，亟付剞劂 ② 以质恫瘝 ③ 在抱之君子。

> 同治二年夏五月镇海陈亨谨跋于上海崇本堂

---

① 陈跋：原无标题，此标题系新拟。
② 剞劂（jījué 机决）：刻书。
③ 恫瘝（tōngguān 通关）：病痛，疾苦。

校注后记

一、作者生平考证及成书

王士雄，字孟英，号梦隐，又号潜斋、半痴山人、随息居士，生于清嘉庆十三年（1808），卒于清同治二年（1863），享年56岁。王孟英为清代著名医家，与叶天士、薛生白、吴鞠通并称"温病四大家"。著有《温热经纬》《随息居饮食谱》《归砚录》《王氏医案》等著作。据《归砚录》记载，其祖上系出安化（今甘肃庆阳），至曾祖父王学权（字秉衡）时迁居钱塘（今浙江杭州）。王孟英早年丧父，受祖上影响，尚未成丁便立志精研医学。父亲的去世导致家中"贫无锥地"，不得不至婺州（今浙江金华）佐理盐业为生，在闲暇时间"披览医书，焚膏继晷，乐此不疲"。后游于江浙，以医为业，因疫疠流行，亲友多死于霍乱，遂专心研究温热病，并对当时传入的西方医学持开明态度，取其精华，重视临床与实践，形成了自己独特的医学理论。

《随息居重订霍乱论》是王孟英在其自身著作《霍乱论》的基础上增补重订而纂，是其毕生治疗霍乱的经验总结。清代中后期随着国门被打开，江南富庶地区流行一种类似古代中医学"霍乱"的流行性疾病，王孟英将此病命名为"霍乱转筋"，自创蚕矢汤施治，并将治疗经验编纂成《霍乱论》一书供众医家传阅。若干年后，病毒开始变异，病证更加多变，诊治方药更加多样。

王孟英遂于清同治元年（1862）重订《霍乱论》，题曰《重订霍乱论》（后刻板多题为《随息居重订霍乱论》）。

二、现存版本情况

除本次整理所用底本上海陈氏崇本堂刻本外，存世版本还有清光绪十三年（1887）四明汲绠书庄刻本、清光绪十四年（1888）浙绍德润斋刻本、清光绪十四年（1888）含经室刻本、清光绪十八年（1892）上海醉六堂校刻本（潜斋医书五种本）、清光绪二十二年（1896）上海图书集成印书局铅印本（潜斋医书五种本）、清光绪二十八年（1902）湖北官书局刻本、清光绪三十年（1904）石印本（潜斋医书五种本）、清光绪三十四年（1908）四明林延春室铅印本、1912年上海文瑞楼石印本（潜斋医书五种本）、1914年上海文瑞楼石印本（潜斋医书五种本）、1915年普新书局石印本（潜斋医书五种本）、1916年上海千顷堂书局石印本（潜斋医书五种本）、1926年上海萃英书局石印本（潜斋医书五种本）等十余种。

三、主要学术特点及贡献

《随息居重订霍乱论》全书除汪序、自序和陈跋外共四篇，分别为病情篇、治法篇、医案篇和药方篇。在病情篇中，王孟英依据古籍阐明了自己对"霍乱"的理解，并提出"热霍乱"与"寒霍乱"不同的病因病机，对其加以区分。在治法篇中，除了针对霍乱提出七种急救治疗方法外，还在"侦探"一节写明辨证的方法，同时在"策应"一节总结了历代医家对霍乱的治疗，并在最后写明了在治疗过程中的十条禁忌和霍乱的日常预防。余下的两篇内容则记载了王孟英在两次大型霍乱流行中的诊治经典病案，还有其在临床上主要运用的七十余味药物和近六十首方药的用法。

正如本书陈跋述明："霍乱，急证也，而古无专书，间或及之，亦语焉未详……谓其理明辞达，指陈病机……读此书者，苟能隅反，不但为霍乱之专书也。"《随息居重订霍乱论》在霍乱疾病治疗史上的地位显而易见。不仅在霍乱治疗上为后世提供了组方依据，而且还阐述了王孟英与现代防疫概念相同的理论，对后世疫病防治有着很大的作用。其学术思想主要表现在以下两个方面。

1. 辨病应以病情为先，不可拘泥一法

霍乱之病，为外邪从口鼻、皮毛而入，阻滞中焦，后而发病。一般症见发热头痛、身痛恶寒，所以昧者常诊治为寒症，"专执附桂一方，统治一切霍乱"。如果患者素体阳虚，脾不胜湿邪，或者贪吃瓜果冷饮，湿就会寒化，而成霍乱。然而"湿热之气上腾，烈日之暑下烁，人在气交之中，受其蒸淫……责成温热暑疫诸病"，若在暑热季节感霍乱之邪，人体受天运自然之气影响，湿则会热化，形成热霍乱。若仍用温热药，则误治。

不光如此，治疗其他疾病也不可仅凭一症状或者先前医家所得经验而执拗于一法。"医道通治道，治国者必察民情，听讼者必察狱情。用药如用兵，为将者必察敌情，为医者必察病情"，得病情则得生机，如君不可离民，将不可无兵，此也可谓辨证论治。辨证即是认证、识证的过程。证是病变的部位、原因、性质以及邪正关系的总括，也就是书中所说的病情。所谓辨证，就是医者通过四诊，辨清疾病的病因、性质、部位，以及邪正之间的关系，得出患者在即刻的病情。论治又称施治，是根据辨证的结果，确定相应的治疗方法。辨证结果决定着治疗手段，通过治疗用药的效果可以检验辨证的正确与否，故"择方须良，择药须精。刊列证治，须分寒热"。

"病情之幻伏，犹敌情之谲觚"，虽只患一霍乱，但因邪气众多，无论大小均可作用于人体，所以病情千变万化，切记不能扣槃扪烛，只看片面而忽略全病程。

2. 注重早期预防，可杜绝侵扰

现代医学认为，疾病的传播有三个基本环节，即传染源、传播途径、易感人群。要阻断传染病的发生与发展，不外乎从这三方面着手，这种防疫思想在王孟英书中也初见端倪。

（1）控制传染源

对于传染病的发生应早发现、早诊断、早报告、早治疗、早隔离，防止传染病蔓延。书中王孟英虽未明确提出将患霍乱之人进行隔离的防治措施，但王孟英所生活的年代，正是时代更迭交替的时期，战乱频繁，其"人烟稠密之区，疫疬时行"，反向说明人口的过于集中和政府管理无力，不能及时控制传染源，使疫病的流行愈发严重。

（2）切断传播途径

疾病的传播方式有多种，重要的是切断传播疾病的媒介，进行一些必要的消毒工作，使病原体从根本上丧失感染健康人的能力。若居住生活环境恶劣，河道变化，水源污染则"以地气既热，秽气亦盛也"。对此王孟英提出，每到夏时在水井中投入白矾、雄精来祛除水中毒素和致病微生物，运用中药祛除水中的秽浊，以达到清洁水源，控制传染源的目的。同时还可以"卜居最宜审慎。住房不论大小，必要开爽通气，扫除洁净"，从小的居住环境改善，避免秽浊之气产生。

（3）保护易感人群

在传染病流行期间应该注意保护易感者，避免易感者与传染源接触。现代医学多采用预防接种，隔离防护的手段进行保护，或者提高易感人群的抵抗力。在中国古代虽没有生产疫苗，但是许多中药也可以起着固护正气，防御邪气的作用。譬如面对湿毒疫时"室中宜焚大黄、茵陈之类。亦可以解秽气"，或"用川椒研末，时涂鼻孔，则秽气不吸入矣"，或是通过日常饮食调护，例如平素饮食清淡、夏季戒断冷饮、不可过饱或过饥等使得人体抗病能力提升。在以现代医学"防外"为主要预防手段的当下，王孟英书中所载众多"调内"的方法，亦可为中医药在疫情防控中的运用提供新的思路。

本书篇幅虽短，但学术思想丰富，在现今中医药治疗疫病的发展进程中有着较高的临床价值，对现代卫生防疫有着显著的借鉴作用。

《浙派中医丛书》总书目

原著系列

格致余论

局方发挥

本草衍义补遗

丹溪先生金匮钩玄

推求师意

金匮方论衍义

温热经纬

随息居重订霍乱论

王氏医案·王氏医案续编·王氏医案三编

随息居饮食谱

时病论

医家四要

伤寒来苏全集

侣山堂类辩

伤寒论集注

本草乘雅半偈

本草崇原

医学真传

医无闾子医贯

邯郸遗稿

通俗伤寒论

规定药品考正·经验随录方

增订伪药条辨

三因极一病证方论

察病指南

读素问钞

诊家枢要

本草纲目拾遗

针灸资生经

针灸聚英

针灸大成

灸法秘传

宁坤秘笈

宋氏女科撮要

产后编

树蕙编

医级

医林新论·恭寿堂诊集

医林口谱六治秘书

医灯续焰

医学纲目

专题系列

丹溪学派

温病学派

钱塘医派

温补学派

绍派伤寒

永嘉医派

医经学派

本草学派

伤寒学派

针灸学派

乌镇医派

宁波宋氏妇科

姚梦兰中医内科

曲溪湾潘氏中医外科

乐清瞿氏眼科

富阳张氏骨科

浙江何氏妇科

品牌系列

杨继洲针灸

胡庆余堂

方回春堂

浙八味

王孟英

楼英中医药文化

朱丹溪中医药文化

桐君传统中药文化